おかげさまで25年

レジデントノートは 2023 年度で

『創刊 25 年目』となります.

これからも読者の皆さまの声を大切に,

レジデントノートだからこそ読める,

研修医に必要なことをしっかり押さえた

誌面をお届けしてまいります.

どうぞご期待ください！

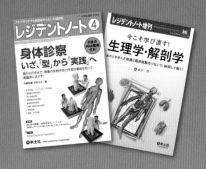

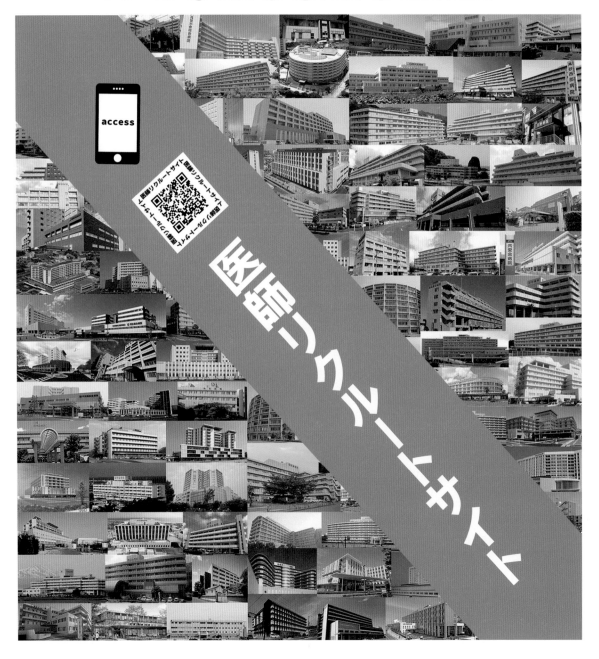

レジデントノート

contents

2023 Vol.25-No.4 **6**

特 集

診療方針を決断できる救急患者へのアプローチ

悩ましい症例のDisposition判断と患者説明がうまくいく、
救急医の頭の中を大公開！

編集／**関根一朗**（湘南鎌倉総合病院【湘南ER】）

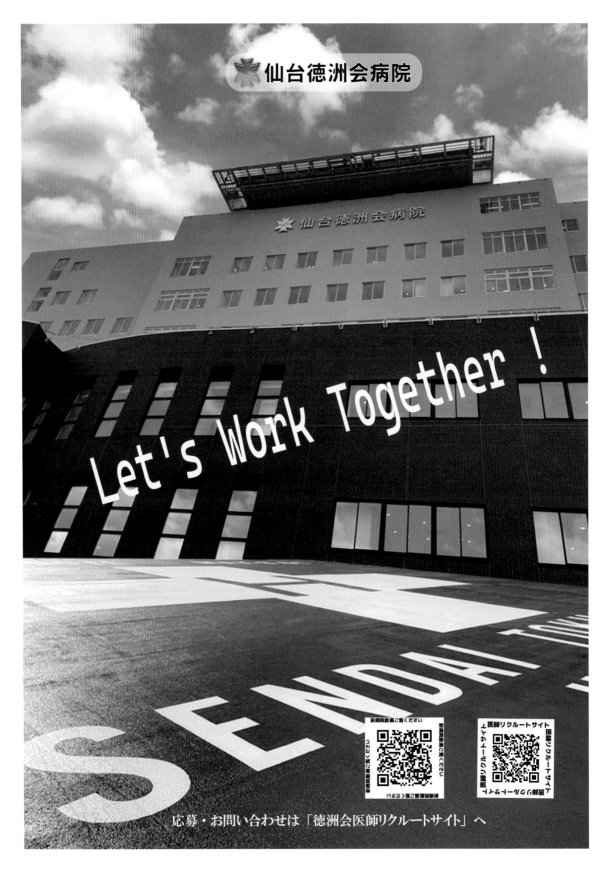

レジデントノート contents

2023 **6**
Vol.25-No.4

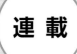

連 載

※「内科病棟診療のためのPractice-Changing Evidence」と
「よく使う日常治療薬の正しい使い方」はお休みさせていただきます.

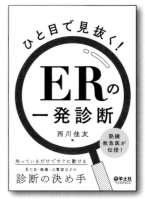
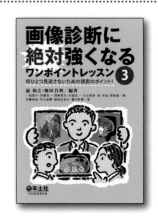

Case1

[救急画像編]

WEBで読める！

実践！画像診断 Q&A - このサインを見落とすな

下腹部に鈍い痛みが続くと訴える40歳代女性

（出題・解説）山内哲司

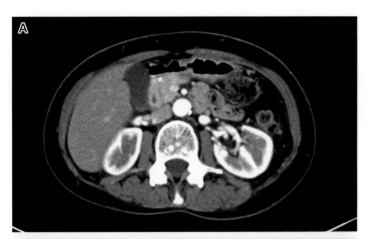

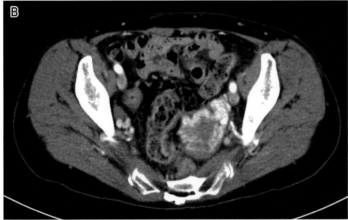

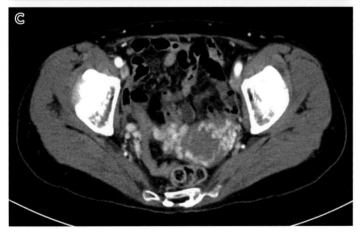

図1 腹部造影CT 早期相
A〜C）頭側から順.

Satoshi Yamauchi
（奈良県立医科大学 放射線診断・IVR学講座, 教育開発センター）

病歴：昨日から徐々に増悪する下腹部痛あり. おさまる気配がないため時間外受診. 1カ月ほど前にも同様の症状があったが, その際にはNSAIDs内服で様子をみていたら軽快した.

既往歴：特になし.

身体所見：下腹部正中やや左寄りに自発痛あり. 圧痛や反跳痛は認められない.

血液検査：特記すべき異常なし.

問題

Q1：造影CT（図1）の画像所見は？

Q2：診断は？

本症例はweb上での連続画像の参照を推奨します.

web上にて本症例の全スライスが閲覧可能です.

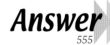

Answer

<table>
<tr><td>初期対応し相談に来た1年目研修医</td><td>解答</td><td>骨盤内うっ滞症候群
（pelvic congestion syndrome：PCS）</td></tr>
</table>

子宮の周りの血管がモコモコと目立つ印象はありますが，これって異常なんでしょうか．あまり普段見ない気がしますが，よくわかりません．

A1：左卵巣静脈の逆流（図1A▶）と，子宮・付属器領域の静脈の早期濃染と拡張（図1B，C▶）が認められる．
A2：骨盤内うっ滞症候群．

解説　今回は骨盤内うっ滞症候群（pelvic congestion syndrome：PCS）という疾患を取り上げた．国家試験でもあまり取り上げられることはなく，重篤な転帰をとるような疾患でもないために，研修医向けの教科書にもあまり登場しない．はじめて耳にする読者もいるかもしれないが，それなりに頻度がある疾患である．産産婦，特に多胎妊娠を経験した閉経前の中年女性に好発する．病態としては骨盤内静脈，特に卵巣静脈不全により子宮・卵巣領域の静脈に強いうっ滞が生じることで痛みが起こる．頻度は圧倒的に左側に多い．女性の慢性骨盤痛の原因として子宮内膜症に次いで多いとされ，欧米では認知度が高い疾患であるが，本邦ではあまり認知度は高くない．骨盤内だけでなく，下肢静脈のうっ滞，怒張を伴うケースも存在する．

指でピンポイントに表せるような限局した圧痛や反跳痛は通常みられず，なんとなく下腹部全体がぼんやりと痛い，というような訴えが多い．これは主病態がうっ血であり，腹膜などに炎症が生じないという点から，想像できるかと思う．

特徴的な画像所見として，超音波やCTで卵巣静脈や骨盤内（子宮や卵巣周囲）の静脈の拡張，ドプラ超音波や造影CT早期相で左腎静脈から卵巣静脈の逆流が確認されれば本疾患を想起することが可能であるが，特異度は決して高くない．また仮にこの所見が認められたとしても，それが必ずしも腹痛の原因となっているとは限らないことにも注意を要する．なお，今回の提示画像は動脈の描出に優れた「早期相」である．このタイミングで撮影されたCTで他の静脈と異なり，左卵巣静脈が強く造影されていることが本疾患の病態である「卵巣静脈への逆流」を示唆する所見である．逆に図2のように後期相ではわかりにくくなることにも注意が必要だ．治療法はホルモンを用いた薬物療法のほか，最近ではカテーテルを用いた血管内治療も行われることがある．

今回はあまり知られていない，慢性的な下腹部痛の原因疾患を紹介した．重篤になることはないが，「原因不明の慢性疼痛」というものは患者にとっては肉体的・精神的に負担になる．頻度はそれなりに高いと考えられるため，今後は下腹部痛の原因として本疾患も鑑別にあげられると，明日からの診療の幅も広がるかと思う．

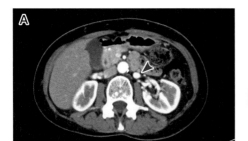
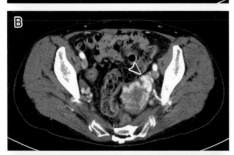
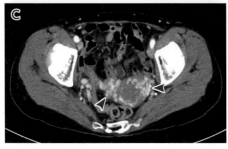

図1　腹部造影CT早期相
A〜C）頭側から順．
A）左卵巣静脈（▶）拡張が見られ，早期相（静脈にはまだ造影剤がほとんど到達していない）でも強い造影効果が認められる．左卵巣静脈への造影剤の逆流が示唆される所見である．
B，C）骨盤左側優位に両側卵巣・子宮静脈の拡張（▶）が認められ，早期相から強い造影効果が認められる．

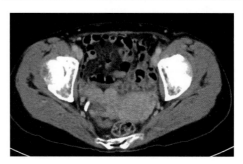

図2　参考：図1Cと同レベルの後期相
早期相と比較して，骨盤内の拡張した脈管構造は同定しにくい．

Case2

呼吸困難を主訴に受診した50歳代男性

（出題・解説）**友田越人，早稲田優子**

［胸部編］

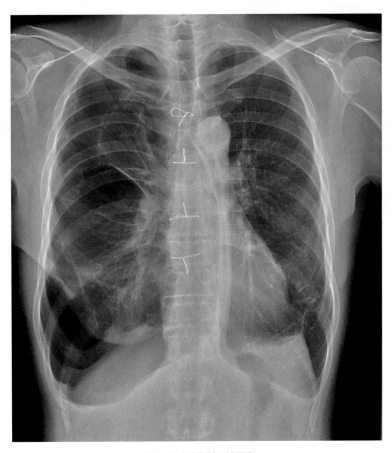

図1　来院時胸部X線写真

病歴	
症例：50歳代男性．　**主訴**：呼吸困難．	
既往歴：両側気胸（15年前），左気胸（2年前），右気胸（2カ月前）に対して手術歴あり．	
喫煙歴：なし．　**飲酒歴**：なし．　**アレルギー歴**：なし．**家族歴**：父 多発肺嚢胞指摘あり．	
現病歴：3回の気胸手術歴があり，直近は2カ月前（右気胸）．1週間前から労作時の呼吸困難を自覚していたが，改善がないため当院救急外来を受診した．	
身体所見：身長173.5 cm，体重58.6 kg，体温36.7℃，血圧115/71 mmHg，脈拍112回/分，SpO2 100％（室内気），呼吸数22回/分，意識清明，頸部異常なし，心雑音なし，右肺の呼吸音減弱あり，顔面鼻翼や後頸部に毛孔一致性の常色の小結節あり．	
血液検査：WBC 5,700/μL（好中球62.6％，リンパ球16.3％，好酸球5.3％，単球15.7％），Hb 13.9 g/dL，Plt 22.2万/μL，AST 17 IU/L，ALT 12 IU/L，LD 18 IU/L，BUN 17 mg/dL，Cr 1.07 mg/dL，CRP 0.11 mg/dL．	

問題	
Q1：胸部単純X線写真（図1）の所見と初期対応は？	
Q2：診断のためにさらに必要な検査は？	

Etsuto Tomoda[1], Yuko Waseda[2]
（1 福井大学医学部附属病院 臨床教育研修センター，2 福井大学医学部附属病院 呼吸器内科）

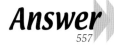

Answer

ある1年目の研修医の診断

右肺に気胸を認め，直ちに胸腔ドレナージを行うべきだと考えます．喫煙歴はなく，くり返す気胸の原因は特発性自然気胸でしょうか．

解答

Birt-Hogg-Dubé（BHD）症候群＋右続発性自然気胸

A1：胸部単純X線写真では，右横隔膜直上に空気の存在が疑われ，右肺の下端を追うことができ（図1 ➡）右気胸と考える．また，右中肺野も一部透過性亢進しており（図1 ➡）気胸が疑われるが，内部に肺紋理が一部確認できることより肺が部分的に癒着していると考えられる．明らかなバイタルの異常や気管・縦隔の偏移は認めず緊張性気胸には至っていない．右肺ならびに気胸のない左肺にも肺底部や縦隔寄りに嚢胞を複数認める（図1 ▶）．初期対応として右気胸に対し，緊急で胸腔ドレナージを行う．

A2：気胸の程度ならびに肺野病変の確認のために胸部CTを撮影する．また，腹部CTによる腎病変の検索，および遺伝子解析を行う．

解説

本症例は呼吸困難を主訴に受診した，くり返す気胸の手術歴のある患者である．右気胸再発に対して緊急で胸腔ドレナージが行われ，数日後には肺の再膨張が得られた．治療後の胸部CTでは，両側の肺底部や縦隔寄りに境界明瞭な大小さまざまな嚢胞性病変がみられた（図2）．また身体所見で顔面の鼻翼や後頸部に毛孔に一致した常色の数mm大の小結節が複数確認された（図3）．以上からBirt-Hogg-Dubé（BHD）症候群が疑われた．

BHD症候群は皮膚病変，肺嚢胞，腎腫瘍を3主徴とする常染色体優性疾患である．1977年にカナダ人医師Birt，Hogg，Dubéらは家系的に多発する皮膚病変を検討し，病理組織学的に皮膚線維毛包腫であることを報告した[1]．その後の調査で，この家系の患者の90％に皮膚病変，84％に肺嚢胞，38％に気胸の病歴があることが判明した．また腎腫瘍は一般集団と比較して7倍のリスクがあることも明らかになった[2]．

2002年に本疾患はタンパク質フォリクリンをコードするフォリクリン遺伝子（FLCN）の変異によって引き起こされることが示された．BHD症候群は世界中で約200の家系が確認されている．BHD症候群では通常40歳になるまでに自然気胸を1回以上発症することが多く，そのリスクは健常人の約50倍といわれている．肺病変の頻度が高いにもかかわらず，肺機能は正常あるいは軽度の閉塞性換気障害程度のことが多い．BHD症候群における肺嚢胞は肺底部や縦隔周囲に位置する傾向にあり，形や大きさ，数はさまざまで境界が明瞭な薄壁をもつことが特徴である．

皮膚線維毛包腫は顔面，頸部，胸部に多い．また，上述のように両側性多発性腎腫瘍の発生リスクがあり，本疾患の予後は腎腫瘍の悪性度に依存するといわれている．

診断は上記所見や遺伝子検査に基づいて行われる．本症例では遺伝子解析の結果，BHD症候群と確定診断された．本症例のように，腎腫瘍を認めない場合も，超音波検査やCT，MRIなどで生涯にわたりスクリーニングする必要がある．

くり返す自然気胸で嚢胞性病変を伴うものは本疾患も念頭におく必要がある．

引用文献

1) 気胸・肺のう胞スタディグループ：Birt-Hogg-Dubé症候群．
https://www.lungcare.jp/details04.html
2) Menko FH, et al：Birt-Hogg-Dubé syndrome: diagnosis and management. Lancet Oncol, 10：1199-1206, 2009（PMID：19959076）

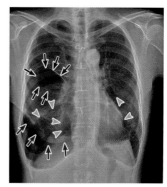

図1　来院時胸部X線写真

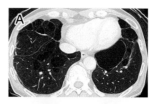

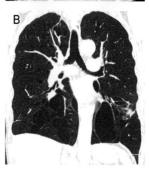

図2　気胸改善後の胸部CT
A）横断像，B）冠状断像．
両側に多発する薄壁嚢胞を認める．

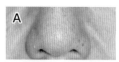

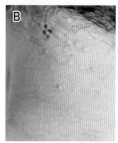

図3　来院時皮膚所見
鼻翼と頸部に皮膚線維毛包腫を認めた．

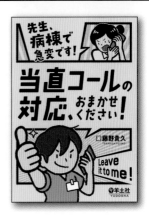
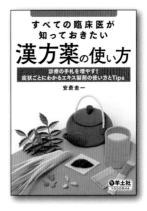
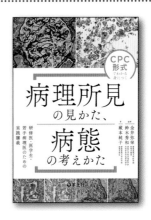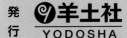

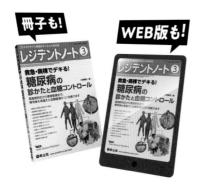
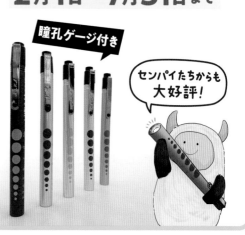

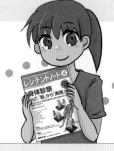

発行 羊土社

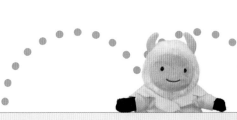

定期購読プラン

■ 通常号（月刊12冊）
定価 **30,360円**（本体 27,600円＋税10%）

■ 通常号（月刊12冊）＋ 増刊（年6冊）
定価 **61,380円**（本体 55,800円＋税10%）

※海外からのご購読は送料実費となります　※価格は改定される場合があります　※レジデントノート定期購読WEB版プランは販売を終了いたしました

新刊・近刊のご案内

月刊　"実践ですぐに使える"と大好評！

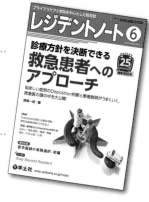

7月号
(Vol.25-No.6)
危険なサインを見落とさない！
腹部CT画像が読める、わかる（仮題）
編集／金井信恭

8月号
(Vol.25-No.7)
ひとまずここだけ！ 病棟での栄養療法（仮題）
編集／松本朋弘

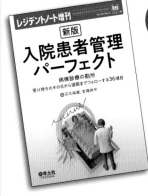

　増刊　1つのテーマをより広く，より深く，もちろんわかりやすく！

Vol.25-No.5
(2023年6月発行)
新版　入院患者管理パーフェクト
〜病棟診療の勘所　受け持ちのその日から退院まで
フォローする36項目
→p.562もご覧ください！
編集／石丸裕康, 宮澤洋平

Vol.25-No.8
(2023年8月発行)
脳神経内科がもっと好きになる！（仮題）
編集／安藤孝志

以下続刊…

随時受付！
右記からお申込み
いただけます

● お近くの書店で ➡ レジデントノート取扱書店（小社ホームページをご覧ください）
● ホームページから ➡ www.yodosha.co.jp/rnote/
● 小社へ直接お申込み ➡ TEL 03-5282-1211（営業）　FAX 03-5282-1212

レジデントノート増刊

1つのテーマをより広くより深く

□ 定価 5,170円（本体4,700円+税10%）　　□ 年6冊発行　　□ B5判

レジデントノート Vol.25 No.5　増刊（2023年6月発行）

新版
入院患者管理パーフェクト

病棟診療の勘所
受け持ちのその日から退院までフォローする36項目

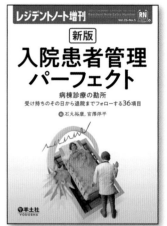

編集／石丸裕康, 官澤洋平　　**近刊**

□ 約280頁　　□ ISBN 978-4-7581-1699-2

- 過去2度にわたって大好評をいただいた「入院患者管理パーフェクト」が新たな項目立てとして新版に！

- 研修医のうちに身につけたい入院患者管理で日々生じる"主疾患以外"のあらゆる問題への対応をわかりやすく解説！

- 日々の業務がグッと楽しくなる病棟での仕事術もバッチリフォロー！

本書の内容

受け持ちのその日から退院まで, 病棟診療で困ることをまるっと解決！

発行　羊土社 YODOSHA

〒101-0052　東京都千代田区神田小川町2-5-1　TEL 03(5282)1211　FAX 03(5282)1212
E-mail：eigyo@yodosha.co.jp
URL：www.yodosha.co.jp/

ご注文は最寄りの書店, または小社営業部まで

診療方針を決断できる救急患者へのアプローチ

悩ましい症例の Disposition 判断と患者説明がうまくいく、
救急医の頭の中を大公開!

特集にあたって

関根一朗

1 Dispositionとは何か

アメリカ救急医学会（ACEP）は"救急医療"を次のように定義しています[1].

> "The initial evaluation, diagnosis, treatment, and disposition of any patient requiring expeditious medical, surgical, or psychiatric care."
> （迅速な内科的，外科的，あるいは精神科的治療を要する患者の初期評価・診断・治療およびDisposition）

どうやらわたしたちは助けを求めるすべての救急患者に，初期評価・診断・治療・Dispositionを行う必要がありそうです．診断や治療は学生時代から何度も学ぶ機会がありますが，Dispositionについてはどうでしょうか？ 救急外来で働くわたしたちにとっては，A（Airway），B（Breathing），C（Circulation）の次に大切とも思えるD（Disposition）ですが，それが具体的には何なのか，それをどのように行えばよいのか，なかなか教えてくれる人はいません．

Dispositionを一言で表すなら"方針決定"です．「帰宅 or 入院」を決めることがイメージしやすいかもしれません．このたった2択の方針決定すら，自分で行おうとすると実は難しいのです．「絶対的帰宅症例」と「絶対的入院症例」は存在しますが，救急外来を訪れる患者さんは「絶対的帰宅症例」と「絶対的入院症例」の狭間にあたる「グレーゾーン」であることが多いのです．さまざまな要素をかんがみて，グレーゾーンにいる症例が進むべき道を考える必要があります．救急外来診療というと，ドラマに出てくるような重症患者をカッコよく救命するシーンを思い浮かべてしまいますが，実はグレーゾーンの症例を最適な未来に導くためのマネジメントを悩みながら行っている時間が最も多いのです．この特集は，Dispositionに関する思考過程を，救急外来診療を専門とする医師により言語化したものです．

2 臨床"決断"学

　皆さんは診断が好きですか？ わたしは大好きです．自分の病歴聴取や身体診察で，目の前の患者さんを困らせている謎を解き明かせたときは素直に嬉しくなります．しかし，救急外来診療では確定診断にいたる症例ばかりではありません．どんなに一生懸命頑張っても「診断」にたどり着けないことがあります．そんなときでもわたしたちは「決断」しなくてはなりません．さらに検査を加えるのか，どんな治療を行うのか，そして，入院したほうがよいのか．それらの決断は，ただ振り分ける仕事ではありません．救急外来で感染症が疑われた症例のDispositionに関して，救急外来から直接ICUに入室した症例は，いったん一般病棟入院や帰宅を経てICUに入室した症例よりも，院内死亡率が低いという報告もあります[2]．救急外来でのDisposition決断によって患者さんの未来が変わることがあるのです．

3 いつDispositionを考えはじめるか

　救急隊から搬送受入要請の電話がかかってきたとしましょう．
「68歳男性，呼吸困難を伴う胸痛．既往に高血圧と糖尿病あり」
　皆さんがこの症例についてDispositionを考えはじめるのはいつですか？ 血液検査の結果を見てからでしょうか？ 患者さんの家族から「この後どうなりますか？」と尋ねられてからでしょうか？ いえ，もっと早い段階で考えるべきです．受入要請の電話をとった時点で，心電図で確認すべき所見は何か，いま病院のカテーテル検査室は空いているか，検査で異常がなくても精査入院すべきかなど，この症例のDispositionを考えはじめます．
　アメリカ救急医学学術学会（SAEM）は下記のように述べています[3]．

> "A good clinician thinks about patient disposition from the moment he or she enters the room."
> （優れた臨床医は，患者が診察室に入った瞬間からその患者のDispositionを考えはじめる）

　行きあたりばったりで方針決定をするのではなく，診療の早期からDispositionを考え続けることで，患者さんに安全と幸福がもたらされるのです．そして，そのためには，疾患に関する医学的知識だけでなく，患者さんの生活背景を含めた幅広い情報収集や診療が終わった後の患者さんの様子を想像することが必要不可欠です．

4 人間味あふれるDispositionをめざして

　artificial intelligence（AI）に代表されるように，疾患の診断精度や治療選択肢は驚異的な速さで進歩しています．わたしたちはそれらに助けられ，ある領域では凌駕されること

もあるでしょう．しかし，Disposition 決定にはパターン化できない複雑性があります．教科書には書いていない，絶対的な答えもない，それでも，目の前の患者さんを幸せに導くために，担当医であるわたしたちは親身になって寄り添い Disposition を考え続けるのです．

　AI にはマネできない，人間味あふれる Disposition 決定を一緒にめざしていきましょう．

■ 引用文献

1) American College of Emergency Physicians：Definition of emergency medicine. Ann Emerg Med, 52：189-190, 2008（PMID：18655932）

2) Fernando SM, et al：Emergency Department disposition decisions and associated mortality and costs in ICU patients with suspected infection. Crit Care, 22：172, 2018（PMID：29976238）

3) Clerkship Directors in Emergency Medicine：Disposition of the Emergency Department Patient. https://www.saem.org/about-saem/academies-interest-groups-affiliates2/cdem/for-students/online-education/m3-curriculum/disposition/disposition-of-the-emergency-department-patient?_fsi=PUy95YnQ（2023 年 2 月閲覧）

Profile

関根一朗（Ichiro Sekine）

湘南鎌倉総合病院【湘南 ER】
「正しくて優しい救急医療」を日々実践中！「医療をわかりやすく伝えること」も使命と考え，公式 SNS（Instagram & Facebook "湘南 ER"）の運営や市民対象の医療講演にも注力．2021 年出版の書籍 "湘南 ER が教える 大切な人を守るための応急手当"（KADOKAWA）は，大切な人への贈り物に最適☆

【総論】

Disposition 決定に必要な情報

寺根亜弥

① 患者さんが診察室に入ってきたときから Disposition について考えはじめる

② 疾患の重症度だけでなく，生活背景も考慮して Disposition を決定する

③ 患者さんの評価と並行して早い段階で Disposition を検討することは，ER 滞在時間を短縮し，患者満足度を上げる

はじめに

　ER において「Disposition」とは，受診・診察後に患者さんを入院させるのか，入院するとしたら何科にコンサルトするか，数時間 ER で経過観察をするのか，帰宅させるのかなど，その後の方針を判断することをさします．軽症だから帰宅・重症だから入院と単純に決めることはできず，さまざまな患者背景やニーズに合わせて決定しなければなりません．また Disposition 決定は患者さんのその後だけでなく，ER のベッドコントロールや患者滞在時間にも影響を及ぼします．初期研修医や若手救急医の皆さんは ER 勤務に入ったとき，自分で Disposition の決定を下すことに苦労した経験がある方も多いのではないでしょうか．実際に救急医の思考を具体例を通して言語化することで，この稿が皆さんの診療の参考になれば幸いです．

● Dispositionを実際に考えてみよう！

症例

　82歳男性，既往に認知症があるがもともとADLは自立している．高齢の妻と2人暮らしをしており介護保険は現在申請中．
　昨日から発熱があり，体動困難になったため妻に連れられ車椅子で受診した．来院時のバイタルサインは血圧143/72 mmHg，心拍数92回/分，呼吸数20回/分，SpO$_2$ 95 %（room air），体温37.8 ℃であった．本人は「早く家に帰らせろ」と訴えている．各種検査の結果，急性肺炎と診断された．

1 Disposition決定は検査後ではなく診察開始時からはじまっている

　この症例の場合，認知症があるもののもともとADLは自立していた高齢男性が「体動困難」の主訴で来院しています．公共交通機関や介護タクシーなど，どんな手段を用いて来院したのでしょうか？ また，診察室に入ってくるまでの様子はどうだったでしょうか？ 普段は独歩や杖歩行しているとしても，院内では車椅子を使用しているのであれば，介護ベッドが導入されていない・手すりがついていないなど介護環境が十分に整っていない自宅に帰っても再び動けなくなってしまったり，排泄が間に合わなかったりと，病院の中にいるだけでは気づきにくい問題が生じる可能性があります．また，本人は「帰りたい」と強く希望していますが，高齢の妻や家族はどのように考えているでしょうか？ 認知症が進行してきており，実は介護サービスの導入を待っているものの自宅での介護に疲弊し，限界を感じているかもしれません．さらには，付き添いの家族も介護が必要であり1人で帰宅し生活するのが難しい状況であれば，ショートステイを利用してもらうなど対応が必要になるでしょう．

　いわゆる患者さんを「パッと」見た印象に加えて，患者さん本人だけでなく家族の隠れた "ニーズ" や "患者背景" を病歴聴取の段階で確認しておくことで，入院を前提として検査を進めるのかどうかが大きく変わります．早期からDispositionについて検討することで効率よく検査オーダーや診療が進行するため，結果的にER滞在時間も減り，患者さんの満足度が改善します[1]．

Disposition決定のポイント

　患者背景やニーズを早期に確認し，診察開始時からDispositionを決定しようとする姿勢が大切．

2 Disposition決定にはさまざまな情報の収集が不可欠

1) 重症度

　　病態が重症の場合は入院が必要になるため，Disposition決定にそれほど悩むことはないと思います．今回のように急性肺炎と診断された場合などは，A-DROPやCURB-65などの重症度スコアを活用するのも有用です．ただし，軽症＝帰宅可能というわけではなく，「医学的に正しい」と判断し帰宅を決定したとしても，前述したように「患者さんのニーズ」との間に齟齬が生まれると，医療者─患者間のトラブルの原因となったり，予期せぬ再診につながったりすることもあります．逆にすべてを入院させていては病床が逼迫する可能性が高いため，経過観察のみでよい・複雑な病態でない症例は周囲の病院へ転送や入院を依頼するのも1つの手段でしょう．

2) 生活環境

　　Dispositionの決定には，病態や重症度だけでなく患者さんを取り巻く環境や背景も大きく影響します．聴取すべき内容としては以下のようなものがあげられます．

❶ 病院までのアクセス（居住地，旅行者かどうかなど）

　　医療機関やかかりつけ医までのアクセスがよければ早期の再診やフォロー介入が可能になるため，自宅での経過観察としてよいこともあります．他院へ紹介状や診療情報提供書を作成し帰宅後のフォローを依頼する場合は，来院時の患者さんの状態や行った検査・処置の記載に加え，家族構成や要介護度，もともとのADLなどを記載することも重要です．

❷ 家族と社会支援の有無

　　要介護者の存在，応援・協力が頼める家族がいるか，介護サービスの利用状況などを確認します．家族協力が望める場合，どの程度までサポートが可能か（日中のみの見守りなのか，泊まり込みで介護が可能かなど）も把握する必要があります．ケアマネジャーが介入している場合は，緊急ショートステイやヘルパーの訪問，住宅環境整備など帰宅後の生活をサポートしてくれる場合もあります．また，高齢者夫婦などで生活している場合は，皆さんが時間をかけて帰宅後の注意点や再診のタイミングまたは入院の必要性などについて説明したとしても，後になって非同居の家族から「どうして入院させてくれなかったのだ」「聞いていない」と問われることもあります．必要があれば非同居の家族にも電話などで来院時の状況や，どういった判断で帰宅or入院になったのか説明するのがよいでしょう．

> Q：ケアマネジャーとは？
> →介護を必要とする方が必要な介護保険サービスを受けられるように，ケアプランの作成
> 　や事業者との調整を行う介護保険に関するスペシャリスト．

❸ ADL

着替えや入浴など，どの程度自分のことを自分でできるか，安全に歩けるかどうか，通院できるかどうかを確認します．例えば，「普段はどうやって歩いていますか？杖ですか？歩行器ですか？」「トイレは自分で排泄できますか？」「入浴は介助が必要ですか？」など細かいところまで聴取し，今の状態で帰宅して懸念がないかくり返し考えます．ベッドで横になっている状態で診察しただけでは判断がつかないこともあるため，**実際に患者さんに歩いてもらってその様子を家族にも見てもらい，「これならば帰宅できそう」と納得してもらうことが患者さんを安全に帰宅させるポイントです．**

また，患者さんの実情と要介護度が一致していない場合も注意が必要です．現在のADLに対し，必要なサービスが提供されていなければ，社会調整を目的とした入院が必要になる場合もあります．

❹ 虐待の可能性がないか

小児に限らず，高齢者でも虐待は常に念頭において診療を進める必要があります．認知症と診断された高齢者の被虐待率は認知症でない場合の5倍にのぼるとの報告もあります[2]．症状が出現して何日も経過してから受診している場合や，衛生状態が悪い，病歴の辻褄が合わないなどの場合は安易に帰宅させてはなりません．医師だけでなく，看護師・MSWの目からも検索してもらいましょう．また，自宅からの搬送であった場合，救急隊が自宅の様子を見てきているはずなので，状況を聴取することで虐待の徴候を拾い上げるヒントになります．

> Q：MSW（医療ソーシャルワーカー）とは？
> →保健医療機関等において患者や家族の相談に乗り，社会福祉の立場から経済的・心理的・社会的問題の解決，調整，社会復帰を支援する職業．

❺ 施設の種類

患者さんが介護施設に入所中の場合，その種類についても確認しましょう．介護施設は公的施設と民間施設に分類され，公的施設の母体は国・行政などで「介護保険施設」とも呼ばれています．具体期には特別養護老人ホーム・介護老人保健施設・介護医療院（Ⅰ型・Ⅱ型）の4種類が含まれます．民間施設は有料老人ホーム・グループホーム・サービス付き高齢者向け住宅などがあてはまります．

介護施設の種類ごとに専門職員の配置基準が定められています（表1）．また施設ではたらく介護職員・看護師の役割もそれぞれ異なっています．バイタル測定や内服の介助であれば介護職員でも可能ですが，吸痰や酸素投与中の患者さんのケアなどは看護師にしかできない，など職種によって提供可能な医療が異なっています（表2）．看護師の配置義務がある施設でも夜間は対応できないというケースもあります．最近では徐々に看取りができる施設なども増えており，帰宅の際には直接職員や施設に電話をかけて，どの程度までなら施設で対応できるのか確認してから判断するのがよいでしょう[3]．目の前の患者を，単に「施

表1 介護施設の専門職員配置基準（入居者数：職員数）

A）公的施設

施設の種類	特別養護老人ホーム	介護老人保健施設	介護医療院Ⅰ型	介護医療院Ⅱ型
医師の配置義務	非常勤可（必要数）	100：1以上（常勤1以上）	48：1（3人以上）	100：1（1人以上）
看護職員の配置義務	3：1以上	3：1	6：1	6：1
介護職員の配置義務			5：1	6：1

B）民間施設

施設の種類	介護付き有料老人ホーム	その他の民間施設
医師の配置義務	なし（任意）	なし（任意）
看護職員の配置義務	3：1	必要数
介護職員の配置義務		必要数

介護医療院：要介護高齢者の長期療養・生活のための施設．Ⅰ型は介護療養病床相当，Ⅱ型は老人保健施設相当（Ⅰ型よりも比較的容態が安定している方）．

表2 介護施設で可能な医療行為

介護職員ができる行為	・体温測定　　　　　　　・血圧測定　　　　　　・軽い傷や火傷などの処置 ・湿布の貼付，点眼薬の点眼，内服介助，坐剤挿入 ・爪切り　　　　　　　　・耳垢除去 ・ストマパウチ内排泄物の破棄　　　　　　　　　　　　　　　　　　　　　など
研修を受けた介護福祉士もできる医療行為	・喀痰吸引 ・経管栄養
看護師ができる医療行為	・インスリン注射　　　　・褥瘡処置 ・人工呼吸器管理　　　　・在宅酸素療法 ・中心静脈栄養　　　　　・ストマ交換　　　　・カテーテル交換　　　など

設入所中の高齢者」ととらえるのではなく，「どんな種類の施設で，どのようなサポートを受けて生活している高齢者」なのかイメージすることがDisposition決定に直結しています．

 Disposition 決定のポイント

患者背景や生活状況，実際に歩けるかどうか，帰宅後の生活を想像してはじめて帰宅かどうかを決定できる．

3 入院後の Disposition 決定

　診断がついたら，次のステップとして患者さんをどの科・病棟で管理するべきかを検討します．急性肺炎なら内科，急性虫垂炎なら外科とシンプルに決まる場合もありますが，例えば高齢者が股関節の骨折で入院が必要になったものの転倒の原因に新規脳梗塞や尿路感染症などの疾患が併存する…といった場合，何科を主科として治療を優先させなければならないか判断し，コンサルトするのも初療医の役割です．また，重症度によって病床の

種類も選択しなければなりません。人工呼吸器管理が必要であったり，病態が重症であったりすれば集中治療室などが選択されますが，軽症や緊急度が高くない場合でも，例えば低ナトリウム血症があり頻回の採血や血液ガスフォローが必要となればA-lineやCVカテーテルを留置したうえで，管理ができる病棟に入院させなければなりません。

 Disposition決定のポイント

重症度だけでなく，必要な医療ケア度によっても入院後のDispositionは変化する。

おわりに

　Disposition決定のための情報収集，いかがでしたでしょうか？ 診療の間にこんなにたくさんのことを考えないといけないのか，と驚いた方も多いと思います。最初のうちは，上級医から「○○は聞いたのか？」「○○はどうだった？」など指摘を受けて，もう一度患者さんのもとへ聞きにいく，ということもあるでしょう。患者さんを診察室へ呼び入れる瞬間からDisposition決定ははじまっているということを心に留めて，患者さんにとって一番よい救急医療をできるよう議論を深めていただければ幸いです。

引用文献

1）Clerkship Directors in Emergency Medicine：Emergency Medicine Clerkship Primer：Chapter 13 Disposition of the Emergency Department Patient. 2008
https://www.saem.org/docs/default-source/cdem/emergency-medicine-clerkship-primer.pdf?Status=Master&sfvrsn=2f56e821_0
2）Cimino-Fiallos N & Rosen T：Elder Abuse-A Guide to Diagnosis and Management in the Emergency Department. Emerg Med Clin North Am, 39：405-417, 2021（PMID：33863468）
3）厚生労働省：介護サービス利用者に対する医療提供のあり方について．2011
https://www.mhlw.go.jp/stf/shingi/2r9852000001nv62-att/2r9852000001nv9k.pdf

Profile

| 寺根亜弥（Aya Terane）

湘南鎌倉総合病院【湘南ER】医長
2013年富山大学卒業。湘南ER広報班としてSNS更新中！ 一般の方へ向けた，救急知識をわかりやすい言葉で伝えるInstagramの「1分で伝えるER」が人気。子育てしながらでも成長していける救急医の働き方の魅力を普及するため，後輩育成にも注力しています。

【総論】

帰宅は診療の終わりではない

仁平敬士

① 入院には「人，物，場所」「心，身体」「生活」などさまざまな観点でのメリット・デメリットがある

② 帰宅を選択する場合は患者さん・家族が適切に経過観察できるよう，丁寧に説明しよう

③ "入院 or 帰宅"の2択でなく，社会的事情を解決する第3の選択肢を模索しよう

はじめに

　本稿では「Disposition」のさまざまな考え方を取り上げます．それぞれの特性を理解することで，より患者さんの状態・ニーズに沿った適切な方針決定が可能となります．

　われわれがめざすのは患者さん・家族にとって最良の結果であって，疾患の治療はその手段にすぎません．疾患の治療を主目的としているようでは，医師本来の役割を果たせていないと心得るべきでしょう．

　キーワードは「人，物，場所」「心，身体」「生活」です．特に「生活」は注意が必要です．われわれが知っている社会は，社会のごく一部であると意識しなくてはなりません．われわれが普通と思う姿とは異なる形で成り立っている家庭があっても，明らかに有害でない限りは尊重しなくてはなりません．患者さんの治療のために家庭が崩壊してしまうようでは何の意味もないのです．

1 入院することのメリット・デメリット
～入院することのデメリットはあるのか

　入院すればとりあえず大丈夫と思ってしまってはいないでしょうか？ 入院は医師の不安，患者家族の不安があると選んでしまいがちな選択肢です．もちろんメリットも大きいですが，デメリットがない選択は存在しません．

1）「人，物，場所」のメリット

　入院すると介助にかかわる人数は多く，詳細な経過観察を行うことができ，状態悪化時は迅速な対応が可能となります．また多職種連携〔理学療法士（PT），作業療法士（OT），言語聴覚士（ST），医療ソーシャルワーカー（MSW），栄養士，薬剤師，看護師，医師〕によるさまざまな視点からの介入・見直しが可能です．酸素・薬剤・医療機器も潤沢に使用が可能であり，この条件から入院以外の選択肢が提示できないことも多いです．また病院はケアを提供する場として設計されているため，ハード面でも自宅より患者支援を行いやすい構造となっている点も忘れてはいけません．

2）「心，身体」のメリット，デメリット

　入院することで安心が得られるという患者さんや家族は多いでしょう．バイタル維持や急変時対応といった身体的な安全性も，医療資源の投入により確保しやすく，結果として治療は成功しやすいです．一方で患者さんにとっては，知り合いのいない環境に身を置くという精神的苦痛もあります．刺激の少ない生活のために認知機能低下を生じたり，生活環境の変化からせん妄を生じたりするかもしれません．せん妄に対して，身体的安全性を担保するために抑制が実施されてしまう場合もあります．それでなくともベッド上で過ごす時間が長く，1日あたりの歩行時間中央値はわずか7分という報告さえあります[1]．これらの結果，全身の筋力低下をきたしADLが低下してしまう光景も残念ながら急性期病院では日常です．hospital-associated disability（もしくはdeconditioning：入院関連機能障害）と呼ばれる機能低下は17〜61％，IADL低下は40％に発生するとされ，高齢者医療において向き合わざるを得ない大きな課題なのです[2, 3]．もちろんこれらには種々の要素が関係していると予想されています（図1）.

> ADL：activities of daily living（日常生活動作）
> その名の通り，日常生活を営むうえで根幹となる動作です．
> D：dressing（更衣）
> E：eating（食事）
> A：ambulation（歩行）
> T：toilet（トイレ）
> H：hygiene（入浴など）

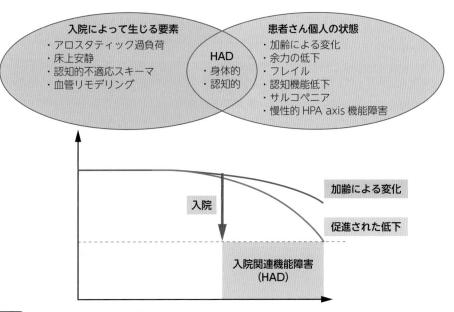

図1 入院関連機能障害の各要素

文献4より引用.

もともと加齢によって一定の割合で機能低下は生じていく（━━）. しかし，入院すると，「入院によって生じる要素」と「患者さん個人の状態」の掛け合わせによって，さらに大きな機能低下が生じる（━━）.

※ HPA axis：視床下部－下垂体－副腎

IADL：instrumental activities of daily living（手段的日常生活動作）

こちらは社会生活を営むために必要な動作で，ADLよりも複雑な活動が含まれます.

S：shopping（買物）

H：housekeeping（掃除）

A：accounting（金銭管理）

F：food preparation（調理）

T：transport/telephone（移動手段/電話）

---

3)「生活」のメリット，デメリット

患者さん本人と家族の両者について，短期的な視点と長期的な視点が必要です.

❶ 短期的な視点

まず短期的に考えてみましょう. 入院する患者さん本人の生活は守られません. 非日常的な環境に身を置き，非日常的な時間を過ごすことになります.

一方で家族の生活は守られやすいです. もちろん，種々の手続きやお見舞い（※コロナ禍で面会不可が継続している病院も多いでしょう）による生活の変化はありますが，家族自身の仕事などは比較的継続可能なことが多いです.

❷ 長期的な視点

　次に長期的に考えてみましょう．患者さん本人はADL・IADLの低下により一定の割合でもととは異なる生活を余儀なくされます．ADL・IADLの低下には，疾患によるやむを得ないものもあれば，入院自体によってもたらされたものもあります．1回の入院で劇的に悪化しなくとも，入院をくり返すことで大きな低下が生じる可能性は高まる点に注意が必要です．ただし，入院による多職種介入により社会的資源が導入され，入院前よりも適切で快適な生活がもたらされる場合もあります．

　家族は患者さんのADL・IADL低下が生じると生活を変えないといけない場合があります．介護保険の利用にも利用者負担があるため，経済的負担が許容できなければ利用するサービスを削減せざるを得ません．結果として患者さん本人の生活の質が低下し，家族自身が介助に深く関与しなければならず，これまで通りの社会生活継続が困難となる場合があります．

　hospital at home（在宅医療の導入）とよばれる入院回避によって，患者満足度の向上とコスト削減に加え，6カ月後の死亡率や施設入居率が有意に減少していることが示されています[5, 6]．

　ここまで解説してきた入院のメリット・デメリットを表にまとめます．

表　入院のメリット・デメリット

要素		メリット	デメリット
人		介助にかかわる人が潤沢 多職種連携による介入	
物		薬剤や機器などが潤沢	
場所		ケアに適した設計	
心		安心できる	環境変化による苦痛 認知機能低下 せん妄
身体		詳細な経過観察 身体的安全性	抑制 ADL・IADL低下
生活 （短期的）	患者		大きく変化
	家族	変化少ない	
生活 （長期的）	患者	（※改善する場合あり）	変化する可能性あり
	家族	（※改善する場合あり）	変化する可能性あり

2 帰宅は"診療の終わり"ではなく"自宅での経過観察"である
〜その視点で帰宅指示・指導を行う

　　帰宅のDispositionを選択する場合にはいくつか種類が存在します（図2）．① 明確な診断がつき治療が完遂した場合，② 明確な診断がつき外来治療を開始する場合，③ 明確な診断はつかないが外来で経過観察を指示する場合です．このうち①を除いて自宅での経過観察が必要となります．では，患者さん・家族によって経過観察は必ず適切になされるでしょうか？ どういった症状を，どのくらいの期間にわたって，どのように観察したらよいか，患者さん・家族はわかっているものでしょうか？ この観察が適切になされなければ，状態悪化時に再診行動につながらず，結果として有害事象を生じる可能性があります．これは患者さん・家族にとって不利益であるのはもちろんのこと，病院への信頼を損なう結果となりかねません．

3 「何かあれば受診してください」は不明確で不親切
〜具体的な帰宅指示をしよう

　　「何か」とは何でしょうか？ 医師同士，もしくは医療従事者同士でも回答が異なる可能性があります．ましてや患者さん・家族の想定とわれわれの想定は確実に異なるものと思ってよいです．したがって，どういったときに再受診が必要なのかは明確に説明しなくてはなりません．ここの説明を省略するのは，いかにそれ以前の診療を丁寧に行っていたとし

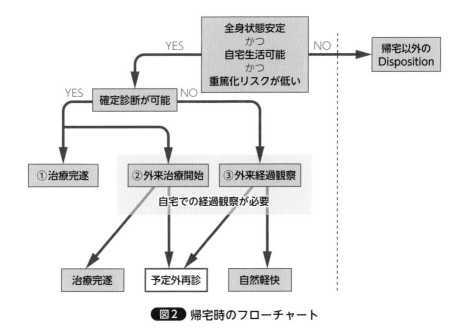

図2 帰宅時のフローチャート

ても担当医の手抜きでしかないのです．帰宅時の説明をいくら丁寧に行っても行いすぎということはありません．特に確定診断に至っていないときや除外的な診断をした場合はなおさらです．確定診断したときでさえ，自身の判断が誤っている場合や，隠れていた疾患が後に表在化して，すべての元凶であったと判明する場合もあります（例：感染性心内膜炎，化膿性椎体炎など）．1回の診療で下せる診断には限りがあることを肝に銘じなければなりません．

　実際には，口頭で説明した内容をその場できちんと理解できていない患者さんも多いため，後で見返せるように紙に要点を記載して渡すことも有効です．よくある病態に関しては病院として帰宅指示書を準備しておくと便利な場合があります．

> **例：除外的にウイルス性胃腸炎と判断し，対症療法で帰宅とするとき**
> Bad　：熱がおさまらなかったら受診してください．
> Good：発熱は5日程度継続する可能性があります．7日以上発熱が続く場合や，非常に強い痛みが出現し1時間以上改善しない場合，水分が1日通してもほとんど摂取できない場合，そのほかにぐったりして自宅での生活が難しいくらいの辛さが出現する場合は，状態を見直すための受診が必要です．

4 Dispositionには"第3の選択肢"もある
～家族の訪問協力，訪問診療との協力など

　病状としては外来治療が可能であっても，社会的事情によって入院が検討される事例が実臨床では少なくありません．高齢夫婦の老々介護や，子どもが同居していても仕事の関係で日中は1人で過ごさざるを得ない高齢者が代表的です．このような場合，入院による医学的なメリットは高くないのが正直なところです．そのため，単純な帰宅ではなく，社会的事情を解決する第3の選択肢が提案できれば，入院を回避できる可能性があります．

　社会的事情で外来治療が困難となる要因は，① 介助者不在等により罹患によって低下したADLでは生活が困難，② 認知機能等の問題で外来治療の継続性に問題がある，の2つに大きく分かれます．こういった場合に頼れるのは別居している家族，ケアマネジャー，訪問医・訪問看護です．具体的な例をあげてみましょう．

症例1

　独居の85歳女性が発熱・体動困難で救急搬送された．精査の結果除外的にウイルス感染症の診断となり，バイタルは安定している．解熱鎮痛薬で立位がとれるようになったが，とてもトイレまで歩ける状態ではない．

〈第3の選択肢〉

　ケアマネジャーに連絡し緊急ショートステイの手配を行った．解熱鎮痛薬による対症療法を施設で実施し，自然軽快．7日後に自宅へ戻ることができた．

症例2

　長男と2人暮らしの80歳男性が発熱・咳嗽で救急外来を受診した．酸素需要のない軽症肺炎と診断されたが，歩行時のふらつきが強い状態である．また軽度の認知症があり1人で決まった通りの内服ができるかは心配があるが，長男は日中仕事があり，その間は患者1人となってしまう．長男は入院によるADL低下を心配して外来治療を希望しているが，あと2日間はどうしても出勤しないといけないと述べる．

〈第3の選択肢〉

　別居している次男夫婦に連絡した．長男が休みをとれるまで，次男の妻が日中滞在し，本人の見守りを行ってくれることとなった．自宅で内服抗菌薬加療を開始し，3日後には解熱して，7日間の治療が完遂された．

症例3

　要介護4で生活のほとんどをベッド上で過ごしている90歳女性が発熱・活気不良で救急搬送された．バイタルが安定している急性腎盂腎炎と診断され，尿のグラム染色では腸内細菌様のグラム陰性桿菌が検出された．過去の尿培養における薬剤感受性は良好であった．次女が同居しているが，水分摂取不良があることを心配している．しかし，以前入院したときに認知機能が大きく低下した経験から入院は避けたいとも感じている．

〈第3の選択肢〉

　訪問診療を担当している往診医に連絡し，1日1回のセフトリアキソン2gと細胞外液の点滴を行っていただけることとなった．2日後には解熱し，食欲も回復した．内服抗菌薬へ移行し，7日間の治療が完遂された．

---

5 入院が必要な疾患・病状でも"帰宅"する場合 ～基礎疾患，余命，意思

　ここまでは状態が安定している患者さんについて取り上げてきました．では，状態が不安定もしくは重篤化リスクが高い患者さんはどうでしょうか？重篤な状態であれば何がどうあっても入院以外の選択肢はないのでしょうか？

　ここでキーとなってくるのは「本人と家族の人生観」と「治療によって得られる結果」です．治療によって幸せな生活につながる可能性が高いのであれば，医師として当然，積極的な加療を提案することになります．しかし，一定以上の基礎疾患を有した高齢者が重篤な状態に陥った場合，治療の先に幸せが待っていると言い難い状況はしばしば存在します．また，入院によって奪われる時間の重みが問題となる場合もあります．例えば，悪性腫瘍のStage進行により余命幾ばくもないとされている患者さんにとって，意識がはっきりしたまま家族と自宅で過ごせる時間が何よりも貴重であることもあります．こういった場合に，本人と家族の合意のもと，標準医療を逸脱して可能な範囲の自宅加療を選択することは可能です．

おわりに

　Dispositionの決定は難しく，さまざまな障壁があります．医学的に今後の経過を予想することの難しさもありますが，患者さんの社会的背景を勘案することも意外と難しいです．入院しましょう，と言ってしまう方がたやすい状況もしばしば存在します．なぜなら外来治療は，うまくいくだろうかという自分自身の不安とも戦わなければならないからです．入院加療による身体的・精神的デメリットが示されてきている昨今，どの選択が目の前の患者さんにとって最善かをよくよく考えなければなりません．ですが，すべてを1人で決める必要はありません．患者さん・家族はもとより，ほかの医師や看護師などのメディカルスタッフの意見もよく聞いて，よりよい選択を模索していきたいものです．

引用文献

1）Villumsen M, et al：Very Low Levels of Physical Activity in Older Patients During Hospitalization at an Acute Geriatric Ward：A Prospective Cohort Study. J Aging Phys Act, 23：542-549, 2015（PMID：25415513）

2）Loyd C, et al：Prevalence of Hospital-Associated Disability in Older Adults：A Meta-analysis. J Am Med Dir Assoc, 21：455-461.e5, 2020（PMID：31734122）

3）Sager MA, et al：Functional outcomes of acute medical illness and hospitalization in older persons. Arch Intern Med, 156：645-652, 1996（PMID：8629876）

4）Chen Y, et al：Hospital-associated deconditioning：Not only physical, but also cognitive. Int J Geriatr Psychiatry, 37：doi：10.1002/gps.5687, 2022（PMID：35142397）

5）Shepperd S, et al：Admission avoidance hospital at home. Cochrane Database Syst Rev：CD007491, 2008（PMID：18843751）

6）Shepperd S, et al：Is Comprehensive Geriatric Assessment Admission Avoidance Hospital at Home an Alternative to Hospital Admission for Older Persons?：A Randomized Trial. Ann Intern Med, 174：889-898, 2021（PMID：33872045）

Profile

仁平敬士（Takashi Nihira）

湘南鎌倉総合病院【湘南ER】
0歳から100歳まで．熱もケガもココロも「とりあえず診てみる」，そんなお医者さんになりたくて今までやってきました．当たり前のことをするだけなのに，こんなに難しい．毎日，何も知らない自分に気づく，そんな日々を過ごしています．

【各論：症例をもとにDispositionを考える】

めまい

宮下紗知

①めまいを起こす後方循環系脳梗塞はMRIが陰性でも否定はできない
②BPPVと診断できても，患者さんのめまい症状に対する不安が消えるわけではない．
　耳石再置換法の実施と丁寧な自宅指示が必要

はじめに

　　　めまいを主訴に救急外来を受診する患者さんは多いです．良性から致命的なものまでさまざまな疾患の可能性がありますが，検査で診断確定するのではなく，発症様式や身体所見で検査施行も含めたDispositionが決まります．また末梢性めまいと診断しても症状は再燃するため，患者さん・家族の不安から「一晩入院でみてもらえませんか」と言われた経験は誰しもあるのではないでしょうか．本稿はそんなときの助けになるよう，めまいを主訴に受診した患者さんのDisposition決定について提示します．

1 脳梗塞の否定は慎重に

症例1

　　　70歳女性．自宅で家事をしている際に発症しためまいを主訴に救急搬送された．
　　　脳神経2～12対の巣症状・指鼻指試験・膝踵試験は明らかな左右差を指摘できず，頭痛・耳鳴りはなかった．安静時眼振・頭位変換での眼振誘発はなかった．採血で電解質異常はなく，頭部CT・MRIで脳出血・脳梗塞像は指摘できなかった．自覚症状は搬送時より改善しており，脇支えで歩行可能，本人も帰宅できそうと言っている．
　　　帰宅可能と判断してよいだろうか？

1) 自立歩行（発症前と同様の歩行）が可能でなければ脳梗塞は否定できない

めまいを呈する脳卒中には小脳出血・小脳梗塞・延髄梗塞があります．

小脳半球が障害されると四肢の失調症状が出現し，指鼻指試験での測定障害や回内回外の稚拙さがみられます．一方で小脳虫部の障害は体幹失調のみを呈します．延髄梗塞でも，仰臥位の四肢神経診察では失調症状がなく，端坐位保持困難（手で支えないと座れない）・歩行困難のみのことがあります．この「歩行困難」は一歩も歩けないわけではなく，医療者が脇を支えたり点滴台にしっかり体重を預けたりすれば「立って進める」ように見え，注意が必要です（図1）．

なお，めまいの性状が浮動性めまいか回転性めまいかは患者さんの主観によるもので再現性がなく，重要な情報にはなりえません．

 ここがピットフォール

自立（またはいつも通りの）歩行ができてはじめて「歩行可能」と判断できる！

2) MRIは脳梗塞否定の決定打にならない

後方循環系の脳梗塞は，発症初期に10％程度MRIで偽陰性を呈する可能性があります[1]．症状から中枢性めまいが疑われるなら，MRIが陰性でも「偽陰性」と考え画像再検を前提とした入院を選択します．夜間などMRIが撮れない環境においても，入院して検査すべきか否かは症状によって決まります．また脳梗塞以外でも安静時眼振が続くMénière病の患者など，自宅生活困難なら入院が必要なこともあります．

つまり身体所見をとった時点でMRIが必要か否か，そして入院か帰宅かはほぼ決まっているのです．対症療法してダメならMRIかな，という診療の進め方はER滞在時間を延長し，いざMRI陰性の場合に「陰性だったけどどうしよう…」となりかねません．

恐る恐るでも数m歩け，方向転換も可能

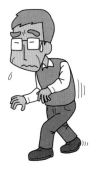

↑めまいへの恐怖心や嘔気の残存があるので恐る恐るに見えるが，失調症状自体はない

めまいや嘔気の自覚症状は乏しいが支えが必要

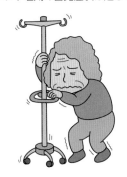

↑失調症状があるが，支えがあれば歩行できるように見えてしまう

図1 いつも通り歩けるか否か

> ### 🔂 ここがピットフォール
> 身体所見で検査方針・入院の必要性が決まる．MRI陰性＝帰宅可ではない！

　MRIが初回偽陰性と考えた場合，いつ再検するかは施設により異なりますが，明確な線引きは困難です．MRIの精度も向上し，発症12時間以上経過していれば偽陰性の可能性はかなり低くなりますが陰性的中率100％とはいかず，症状経過に応じて判断しましょう[1, 2]．

　めまい診療の流れを図2に示します．めまい診療は病歴・身体所見が重要ですが，神経診察が含まれるため難解に思い苦手意識があることも多いでしょう．しかし神経診察のとり方を含めた自分の診療の流れ・スタイルを確立できれば症例ごとに迷うことはなくなるため，重い腰を上げて早いうちに学んでおくことをお勧めします．

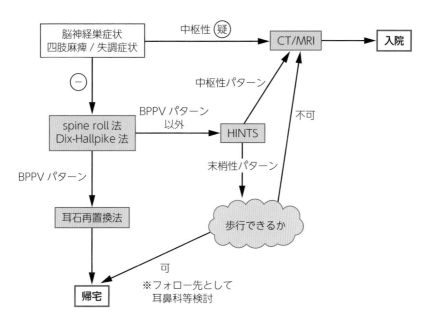

図2　めまい診療の流れ，検査の選択
HINTS：head impulse test，direction-changing nystagmus（注視方向性眼振），test of skew（斜偏位）[3]

② BPPVの帰宅時は再置換と十分な患者説明を行おう

症例2

　78歳女性．深夜トイレへ行く途中にめまいを発症．症状改善しないため救急要請．脳神経2〜12対に巣症状はなく，天井方向の方向交代性眼振があった．経過観察後，ER内のトイレまで見守りで歩行可能であった．トイレに入ったのを見届けて帰宅指示を出したが，軽度嘔気が残存しトイレから戻ったところで再度めまいが出現し，本人・家族に強い不安があると看護師から相談があった．

「大丈夫なので帰宅でいいですよ」と答えそのまま帰宅させてよいだろうか？

1) 眼振を見極めれば，救急外来から治療がはじまる

　BPPV（benign paroxysmal positional Vertigo：良性発作性頭位めまい症）が疑われる患者さんは，搬送時に仰臥位なら supine roll 法から，坐位なら Dix-Hallpike 法から診察をはじめ，BPPVを示唆する所見が得られればそのまま耳石再置換法に移ります．搬送時の体勢に合わせたアプローチから開始することで無意味な体位変換を減らし，患者さんの苦痛が少なくなります．眼振誘発の際は，注視により眼振が抑制されるので積極的にフレンツェル眼鏡を用いましょう！

　BPPVの Disposition は「帰宅」ですが，耳石再置換は行っておくべき治療です．内服薬単独で決定的な効果を出せるものは現時点ではありません．未治療でも7〜21日かけて日常生活のなかで改善しますが約20％は1年以内に再燃するため[4]，再度症状が出た際に患者さん自身が対応できるような説明は有効です．

　各再置換法の有効性は諸説ありますが，原因となる半規管の局在診断の正しさも影響します．データ上の有効性にとらわれず，診察した眼振所見に応じて自分が確実に施行できる再置換法をそれぞれマスターしておきましょう．

❶ supine roll 法（水平半規管型）

・仰臥位で右下頭位および左下頭位にする
① 天井方向眼振 → クプラ結石型：眼振が弱いほうが患側
② 地面方向眼振 → 半規管型：眼振が強いほうが患側
・耳石再置換法：BBQ roll法（図3）

❷ Dix-Hallpike 法（後半規管型）

・坐位で顔位45°右向き → 体を倒す＋頭は肩枕で後方に反らせる → 右方向の眼振
・反対側は眼振が出ない
・耳石再置換法：Epley法（図4）

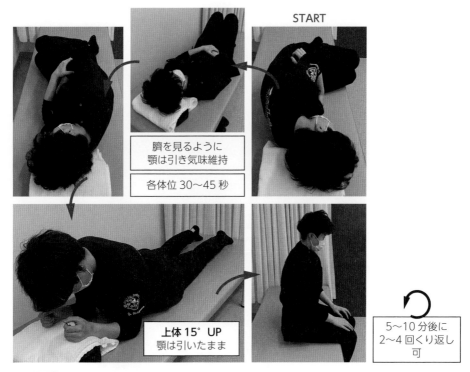

START

臍を見るように
顎は引き気味維持

各体位 30〜45 秒

上体 15° UP
顎は引いたまま

5〜10 分後に
2〜4 回くり返し
可

図3 BBQ roll法（右が患側の場合）

患側から仰向け方向に45°ずつ，各体位を30〜45秒ずつで360°回転→坐位
※臍を見るように顎を引いておくこと，伏臥位時は両手をついて上体を15°程度起こすこと！
症状軽減まで2〜4回くり返し行ってもよいが坐位は5〜10分以上キープ！

2）患者さんへの病状・自然経過の説明は治療の一部である

　診察でBPPVを思わせる眼振が確認できても，歩行確認やその他の病歴聴取・神経診察を怠ってはいけません．眼振が末梢性であっても100％特異的ではなく，また脳出血や前庭神経炎に合併したBPPVかもしれません．

　そのうえでBPPVだろうと判断し帰宅とする場合，再置換法の実施に加え患者説明が重要です．めまいを主訴に受診される患者さんの症状に対する不安は非常に強いものです．さらにすでに述べたように再燃する可能性もあり，患者さんの病状理解を深めておくことは，不要な再受診を減らし患者さん・医療者双方の負担を軽減します．

■帰宅説明の例

・現時点でBPPVと考えている
・名の通り良性疾患である
・原因は加齢や疲労などが考えられるが，確定は難しい
・乗り物酔いのように三半規管がかかわっている
・1分以内に治まるので慌てず，転ばないように注意する
・日常生活を送ることが治療になるので自宅で過ごすことを勧める
・再受診してほしい症状：構音障害・歩行障害・嚥下障害
・希望があれば耳鼻科に紹介する

ときにイラストも交え
機序を説明する

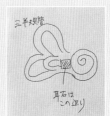

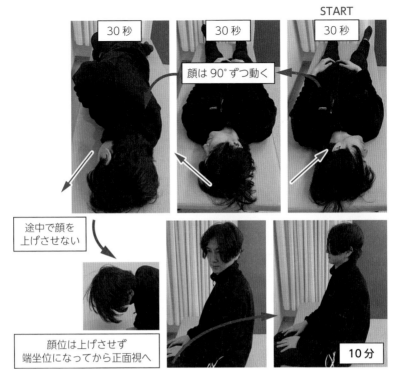

START

| 30秒 | 30秒 | 30秒 |

顔は90°ずつ動く

途中で顔を
上げさせない

顔位は上げさせず
端坐位になってから正面視へ

10分

図4 ● Epley 法（右が患側の場合）
眼振が出た方向（患側）45°から，一気に反対側45°，側臥位顔下向きまで，30秒間
隔で体位変換．その後腹臥位から端坐位にする．
ベッドから頭を落とすのは結構難しいので，肩枕がお勧め．

　また患者さん・ご家族がPCやスマートフォンを使えそうなら適切な再置換法のネット
動画を紹介するのもお勧めです．当院ではめまい患者の帰宅指示書を作成し自宅での過ご
し方について説明，帰宅後も参照できるようにしています（表）．

おわりに

　めまい診療において，Disposition 決定という点で病歴聴取と身体診察に優るものはあり
ません．
　もちろん薬剤性や電解質異常による「めまい」のことはあり，最終診断には画像評価や
採血検査が必要かもしれませんが，原因の局在はおおむねは診察で判断できます．救急搬
送されることの多い主訴であり，「全例MRI実施」や「（MRIができないから）全例入院
経過観察」，という対応ではなく自信と安心をもって，検査も含めた方針決定ができるよう
に備えましょう．本稿がその助けになれば幸いです．

表 めまい患者への帰宅指示書（当院の例）

耳のめまいと診断された方へ

めまいは主に、三半規管など耳が原因のものと、脳卒中など脳が原因のものに分けられます。現時点で、あなたは「耳が原因のめまい」を疑います。

耳のめまいには、良性発作性頭位めまい症、前庭神経炎、メニエール病などがあります。めまいの中で最も多い原因が良性発作性頭位めまい症で、典型的には、頭や体を動かした時にふわふわしたり、グルグル回ったりするめまいが数秒〜数分程度持続し、安静で治まります。頭や体を動かす度にめまいが再発し吐き気や嘔吐を伴うこともあります。

〈ホームケア〉
良性発作性頭位めまい症は、吐くほどつらいときは安静が良いですが、安静にしすぎるより可能なら頭を動かす方が軽快しやすく再発も少なくなります。
前庭神経炎とメニエール病は、安静と耳鼻咽喉科受診が必要です。

〈再受診が必要な状況〉
・頭が痛くなってきた
・意識が悪くなってきた
・しゃべりにくい、飲み込みにくい
・頭や手足が痺れる、力が入りにくい
・歩けない

お大事になさって下さい。
湘南鎌倉総合病院
ER／救急総合診療科
xxxx-xx-xxxx（代表）

引用文献

1）Bulut HT, et al：False-negative diffusion-weighted imaging in acute stroke and its frequency in anterior and posterior circulation ischemia. J Comput Assist Tomogr, 38：627-633, 2014（PMID：24879456）
　　↑初回MRI陰性の陽性化までの時間（潜時）はこの論文では平均4.3時間と意外と短い.

2）浦口健介, 他：初回MRIで偽陰性だった脳幹・小脳梗塞症例の検討. 日本耳鼻咽喉科学会会報, 119：1290-1299, 2016
　　↑診断までの経過もあって興味深いです！

3）Newman-Toker DE, et al：HINTS outperforms ABCD2 to screen for stroke in acute continuous vertigo and dizziness. Acad Emerg Med, 20：986-996, 2013（PMID：24127701）

4）Sakaida M, et al：Long-term outcome of benign paroxysmal positional vertigo. Neurology, 60：1532-1534, 2003（PMID：12743247）

Profile

宮下紗知（Sachi Miyashita）

湘南鎌倉総合病院【湘南ER】
後期研修医に成りたての頃（頭を振らなければ）歩けるBPPV患者に再置換をするか否かで朝6時に上級医とぶつかった経験があります. 自分がその有効性を実感したことがなく必要性が真に身に染みていなかったからですが, 良性疾患とはいえQOLは著しく低下する状態であり, 介入すべきと振り返りました. 今回はDisposition決定に重きを置き詳しい病態解説はありませんが, 皆さんも理解を深め積極的に再置換法で患者さんの利益になるような診療をぜひ, 試みてください.

【各論：症例をもとにDispositionを考える】

嘔気・嘔吐

辻山美菜子

① 嘔吐のタイミングと間隔を把握！

② 高齢，糖尿病患者，血管リスクのある患者さんは閾値を低く検査し，非侵襲的な心電図検査は必ず行う！

③ Dispositionを決める際には患者さんの理解度を確認！

■ はじめに

　　嘔気・嘔吐は日常診療において頻繁に遭遇する主訴の1つです．鑑別疾患が多く，疾患特異性に乏しいため，検査をどの程度したらよいのか？ Dispositionはどうしたらよいのか？ など迷うことが多くあるのではないでしょうか．

1 病歴聴取がポイントに！

症例1

　60歳男性．3時間前からの頻回嘔吐で受診．

症例2

　60歳男性．3日前からの頻回嘔吐で受診．

症例3

　60歳男性．3カ月前からの頻回嘔吐で受診．

　これらの時間経過の異なる『嘔吐』を主訴にした3症例をみてどのように診察を進め，どのようなDispositionにしたらよいか想像がつくでしょうか？

　嘔気・嘔吐のような疾患特異性に乏しい主訴の場合は，病歴聴取がポイントになります．食べたものや，随伴症状については聴取すると思いますが，主訴である嘔吐についてはどのくらい聴取したらよいでしょうか？

1) 嘔吐のタイミング

　嘔吐について病歴聴取時に何をClosedに聞くべきでしょうか？ 皆さんまず思い浮かぶのは"回数"や"性状"だと思います．何時間で何回嘔吐しているのか？ 1回なのか，それとも頻回に嘔吐しているのか？ 何色の吐物なのか？ を意識せず聴取していると思います．

　それ以外に，Dispositionを決める際に大きなヒントとなるのは，"タイミング"です．飲食後すぐに嘔吐したのか？ 飲食とは関係なく嘔吐しているのか？ 随伴症状とともに嘔吐しているのか？ などの嘔吐の"タイミング"によっても鑑別疾患は絞られてきます．また，**最終嘔吐はいつなのか？ 嘔吐の間隔はどのくらいか？** は絶対に聴取しておきたいものです．

　図の患者Aのように嘔吐の間隔がだんだん広がってきている場合は，病勢が改善傾向と考えられます．一方，患者Bのように受診時までコンスタントに嘔吐し続けている場合は病勢が一定であり，精査を要します．嘔吐間隔を聴取することで，今後よくなるかどうかの見通しが立つため，Dispositionを決める際のヒントとなるでしょう．

 ここがポイント

最終嘔吐と嘔吐の間隔を把握し，病勢をチェック！

2) 『「飲水できません」＝採血・点滴・入院』ではない

　病歴聴取時に『食事が摂れません，水分が飲めません』と言われた場合，皆さんはどう感じますか？ 水分を飲めないから採血，点滴，入院…とはならないと思います．では何を聴取したら，検査の有無，Dispositionを決める要素になるでしょうか？

　飲水量も，食事ができていないと感じる期間も人それぞれ違います．そのため，**具体的**

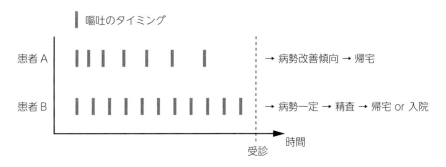

図 嘔吐間隔と Disposition

な"量"を聞き出すことが必要です. どのようにしたら聞き出しやすいでしょうか？

"水分は何mL飲みますか？"と聞いて答えられるのは美容などに気を遣っている人くらいで, 数少ないと思います. "3度の食事のときにコップ（湯呑みorマグカップ）何杯飲みますか？""食間にも飲みますか？"などと, 水分量の数字ではなく, タイミングで聞くと把握しやすくなります. また, 食事量については, ご飯茶碗どのくらいの量か？ 1日何回食事できるか？ バナナ1本か？ など, 目で見てわかる量で話すと具体的に"量"を共有できます.

嘔吐をくり返している患者さんでも, 実際に病歴聴取してみると, 嘔吐はしているけれども, 少量であれば食べているという場合もあります. このような患者さんは検査結果で即時に介入する必要がなければ, Dispositionとしては後日外来で続きの精査をする方針となるでしょう.

2 "NAVSEA"はすべて検査対象か？

嘔気・嘔吐はいろいろな臓器が原因となって現れる症状であり, 鑑別疾患は多く, 表に示すような"NAVSEA"の語呂で覚えている人も多いのではないでしょうか. 臓器特異性がないため, "見逃しの多い主訴"ということは頭の片隅に覚えておいてください.

そうは言っても器質的疾患をすべて除外することは難しいでしょう. しかしDisposition決定をするうえで, 強く疑っていなくても方針決定のために検査の閾値を下げる場合があります.

検査の閾値を下げるとき

- 高齢者や血管リスクのある患者さんで, 神経診察が十分にできないとき
- 内分泌疾患や悪性腫瘍に対する抗がん薬治療中などの基礎疾患がある患者さん
- 糖尿病, 血管リスクのある患者さん
- 主訴を正確に訴えられない患者さん（発達障害や精神疾患など）
- 無痛性心筋梗塞を疑う患者さん
- 妊娠可能年齢の女性

表 ● 嘔気・嘔吐の原因

N	neuro, CNS	頭蓋内病変, 脳血管障害
A	abdominal	消化管および消化器腹膜
V	vestibular	前庭神経刺激
S	somatopsychiatric	心身症・精神疾患
	sympathetic	交感神経系の亢進
E	electrolyte	電解質異常
	endocrinologic disorder	内分泌疾患
A	addiction	薬物中毒

心電図検査や尿検査は非侵襲的に行うことができ，患者さんの負担が少ない検査です．特に妊娠可能年齢の女性に対する妊娠検査や無症候性心筋梗塞を疑う患者さんへの心電図検査は見逃しを防ぐためにも閾値を下げて行うことが必要です．

 ここがポイント

高齢者・糖尿病などの血管リスクがある患者さんの嘔吐は心電図をチェック！

3 Disposition：帰宅 or 入院？

検査で即時介入の必要がない場合，いったん帰宅して後日外来受診とするか，入院かを決める判断が難しいと感じることは多いのではないでしょうか？

実際，検査したけれども，嘔気・嘔吐の原因が見つからないことは多くあります．原因不明だからといってすべての患者さんを入院とすることは難しいでしょう．嘔気・嘔吐のDispositionは**飲水できるか，患者さんの理解度・年齢，症状の時間経過**を総合して判断する必要があります．

1）飲水できるか？

飲水できないからといって，必ずしも『＝入院』ではないということを覚えておいてください．

> **『飲水できなくてもよい＝帰宅可能な場合』**
> ・病勢の回復が見込まれる場合
> ・病歴聴取上，少量でも飲水できている場合
> ・飲水テストで嘔吐せず飲める場合
>
> **『入院を考慮する場合』**
> ・病勢が悪くなっている場合
> ・高齢者や経過観察しても飲水できない小児

例えば**症例1**のような数時間前からの頻回嘔吐の場合，最終嘔吐や嘔吐の間隔を確認し，受診時に飲水不可でも，数時間後には自然軽快する（病勢の回復が見込める）可能性があるときは，帰宅し経過をみるという選択ができます．

症例の患者さんは60歳ですが，認知症があるかもしれない高齢者や小児の場合そのまま帰宅させることが心配なときもあるかと思います．そんなときはエビデンスはありませんが，飲水テスト（院内でごく少量の水分を飲んでもらい，数十分後に嘔吐がないか確認する）という方法があります．**症例1**の患者さんが5歳だった場合．ケトン血性嘔吐症の精査も含めて採血検査をすると思います．ケトン血性嘔吐症の場合は，外来で点滴して改善することがほとんどです．では帰宅するタイミングはどう判断すればよいでしょうか？そこで飲水テストが有用です．飲水テストをすることで，水分摂取できるかの確認だけでは

なく，帰宅後の飲水のしかたの確認，患者さん自身や家族の心配の軽減，悪化リスクの軽減ができます．

2) 患者さんの理解力・年齢

帰宅を選択するうえで理解力は重要です．小児の場合は両親の理解力，高齢者の場合は認知状態の確認が必要となります．では具体的に何を理解していたらよいでしょうか？

❶ 経口補水療法 (oral rehydration therapy：ORT)

嘔気・嘔吐によって失った水分・電解質を経口的に補給する治療法として推奨されています．帰宅のDispositionとなった患者さんに，"自宅では水分を摂ってください"と伝えるだけでは，欲しい分だけ水分をガブガブ飲んで，余計に嘔吐を引き起こしてしまう可能性があります．飲む量と間隔を具体的に伝え，理解してもらうことが，帰宅する患者さんにとっては大切です．

経口補水療法を行ううえでの合言葉は，『少しずつ，こまめに』です．教科書的には"ペットボトルのキャップ（約7 mL）またはお猪口くらいの量"を1杯ずつ，5分間隔くらいから開始するとよいと書いてあります．きっちりやることは大変なので，「何となく数分間隔でペットボトルのキャップやお猪口1杯飲んで，嘔吐しなければ少しずつ量を増やしてください！」と指導することがよいでしょう．

また，小児が自分で飲めない場合は，スポイトを使ったり，凍らせてアイス感覚で抵抗なく摂取できることもあります．経口補水液が手元にあれば問題ないのですが，常備していない場合は，代用可能なものとして，味噌汁の上澄みを2倍に薄めたもの，小児の場合は2倍に薄めたリンゴジュースでもよいでしょう．

 ここがポイント

> ORTの合言葉は，"薄いリンゴジュース"を"ペットボトルのキャップ"で"こまめに"！

❷ 状態が悪化したとき，後日外来フォローの場合は来院できるか？

病院へのアクセスもDispositionを決定するうえで重要なことです．特に高齢者や小児は状態の変化が速く，病院までどのくらいの距離なのか？来院手段はあるのか？を確認しておく必要があります．都心部で問題になることは少ないかもしれませんが，地方などで夜間に病院まで30分以上かかる距離の場合や来院手段がない場合は，1日経過観察入院の選択肢をとった方がよいでしょう．また，後日外来受診を指示しても，高齢者の場合は，家族がいないから1人で病院に来られない，認知症で忘れてしまうなどさまざまな問題が出てきます．Dispositionを決める際には誰と来院するのか？距離は遠すぎないのか？手段はあるのか？まで配慮する必要があります．

❸ 症状の時間経過

症状の期間が長い＝入院ではありません．**症例1～3**のような時間経過で分けて考えなければなりません．**症例1**のような数時間前発症であれば，病勢や飲水状況をみて帰宅となることもあります．しかし**症例2**のように数日間持続している場合は，たとえ検査で異常がなく，特別な治療が必要なくても，飲水できていなければ入院して精査の方針となります．**症例3**のように数カ月前から持続している場合は，入院よりは適切な病院，診療科につなげることが大切になるでしょう．

4 帰宅の場合のフォローアップはどこで？

救急外来を受診した全症例を同院ですべてフォローすることは難しいです．クリニックやかかりつけ，総合病院にうまく割り振る必要があります．

1）検査で異常がない場合

嘔気・嘔吐の原因がわかっていないため，精査も含めて総合病院にフォローのための受診を勧める必要があります．多くは一般内科外来になると考えられますが，その際には緊急疾患除外のための検査はしておきたいものです．

2）検査異常はあるが，緊急介入の必要なしの場合

原因が救急外来でわかっている場合はかかりつけ医によるフォローが適切です．気をつけるべきことは，1つの検査異常で原因を決めつけないということです．クリニックなどにフォローをお願いするときは，画像評価などが難しいため，閾値を下げて検査し，その結果を添えてフォローをお願いするとよいでしょう．

おわりに

いままで帰宅させるかどうか悩んでいた『嘔吐』のDisposition判断．自信をもってできそうですか？病歴聴取でしっかり病勢を把握し，基礎疾患によっては閾値を下げて検査し，帰宅させる場合は，帰宅後の指導までしっかりしましょう．

Profile

辻山美菜子（Minako Tsujiyama）

湘南鎌倉総合病院【湘南ER】
オフには決まって大好きな海外へ．機内では，隣に座っている初対面の人と楽しくお喋りするのがマイルール．船医をめざしながら子育て奮闘中のママさんER医です．

【各論：症例をもとに Disposition を考える】

腹痛

福井浩之

① 救急外来では診断をつけることに執着しない

② 帰宅させるなら再診の指示を明確に

③ 検査をしながら鎮痛も同時に考慮する

④ 検査で異常が指摘できなくても，腹部所見が強い場合には入院を考慮する

はじめに

　腹痛は鑑別診断が広く，Disposition 決定が難しい主訴の1つです．皆さんは，腹痛の患者さんを診療するとき，何に気をつけていますか？ 何とかして，診断をつけようとしていませんでしょうか．1976年の論文ですが，腹痛で救急を受診する患者さんのうち，4割は診断がつかなかったとされています[1]．CTが普及した現代ではもう少し診断率が向上していると思いますが，それでも救急外来の一時点では，「診断のつかない腹痛」が多数存在します．救急外来で重要なのは「診断をつける」ことではなく，「緊急性の高い疾患を除外すること」と「除外できていない疾患が何かを認識すること」です．

1 「診断のつかない腹痛」を選択肢に入れよ

症例1

　特に既往のない27歳男性．受診前日から，数回の嘔吐と10回以上の水様便あり．食思不振，間欠的な腹痛あり救急外来を受診．
バイタルサイン：JCS 0，血圧 123/65 mmHg，心拍数 81 回/分，呼吸数 18 回/分，体温 37.8 ℃

身体所見：腹部平坦・軟，圧痛なし．
　急性胃腸炎疑いの診断で帰宅とした．

症例 2

　53歳男性．統合失調症の既往あり．受診日の朝から持続する下腹部痛あり，水様便1回．嘔吐したため夜間に救急外来を受診．
バイタルサイン：JCS 1，血圧 142/76 mmHg，心拍数 104 回/分，呼吸数 20 回/分，体温 37.4 ℃
身体所見：腹部平坦・軟，下腹部に軽度の圧痛あり．
　初期研修医が診察し，急性胃腸炎の診断で帰宅させた．翌日も腹痛が軽快しないため，再度救急外来を受診し，上級医が診察．右下腹部優位な圧痛があり，造影CT検査で急性虫垂炎と診断され緊急手術の方針となった．

1）胃腸炎や便秘症の診断は慎重に

　まず前提として，救急外来は診断をつけることが目的ではありません．診断がつけばそれに越したことはないのですが，前述したように救急外来では，どんなに優秀な医師が診察しても診断がつかないことがあります．特に胃腸炎や便秘症は除外診断であり，丁寧に診察したとしても確定診断ができません．救急外来では「疑い」の域を超えないことを頭に入れておきましょう．

　とはいえ診断がつかない腹痛でも，帰宅するのか，入院での経過観察をするのか，Disposition を決定しなくてはなりません．診察所見から，迅速な対応が必要である急性腹症を想起しない場合には，自宅での経過観察を考慮します．具体的には，下記のような場合です．

- ・バイタルサインに異常がない
- ・腹膜刺激徴候がない
- ・慢性経過である
- ・症状が強くない
- ・胃腸炎や便秘症の病歴で矛盾しない

　再度診察が必要と判断した場合には，24時間後くらいの再診予約を考慮します．

2）帰宅時の説明

　帰宅させる際には，患者さん・患者家族への説明のしかたが大切になります．診断がつかない場合は，正直に患者さんに伝えるべきです．しかし，「診断はつきませんでした」と一言で話すだけでは，患者さんは納得せず，この医者は大丈夫だろうか？ と不信感を抱いてしまう場合もあるかと思われます．「今日の診察では，明確な診断はつきませんでした．ただ，現時点では手術や入院が必要な怖い病気はあまり疑わしくありません．しかし，今後の経過しだいで診断が明らかになることもあります．痛みが激しくなるような場合や，一点に限局するような腹痛が現れた場合はまたいらしてください」と具体的に説明するのが妥当です．

3) 症例での具体的な考え方

　症例1をみてみましょう．間欠的な腹痛，嘔吐，下痢が1日複数回あり，胃腸炎の診断が「疑わしい」症例です．胃腸炎の診断をする際には，典型的な胃腸炎の経過に合致しない病歴や身体所見がないか必ず確認しましょう．例えば，腹痛が間欠痛ではなく持続痛であったり，バイタルサインに異常があったり，1日複数回以上の下痢がなかったりといった場合にはほかの鑑別を考えるべきです．症例2のような持続痛で下痢の病歴もない場合は胃腸炎という診断にはなりません．

　胃腸炎疑いの診断で帰宅させる際はoral rehydration therapy（ORT）といわれる経口補水療法〔「嘔気・嘔吐」（p.588〜）も参照〕を指導し，腹痛が強くなって軽快しない場合や，一点に限局するような腹痛が出現した場合には再診指示を出しましょう．

2　局所の圧痛や持続痛は精査の適応と考えよ

　急性虫垂炎の診断遅延は腹痛診療ではよくある落とし穴です．救急医であっても痛い目をみることがあります．典型的な虫垂炎の病歴は，心窩部〜臍周囲から右下腹部に移動する腹痛ですが，右下腹部の圧痛がはっきりしないような非典型例もあります．

　腹痛患者の検査の適応はどのように考えていますか？局所の圧痛があったり，持続痛であったりして典型的な胃腸炎といえない症例では，エコーやCTなどの画像検査を考慮しましょう．圧痛部位による鑑別は図を参照してください．腹部臓器疾患に限らず，心筋梗

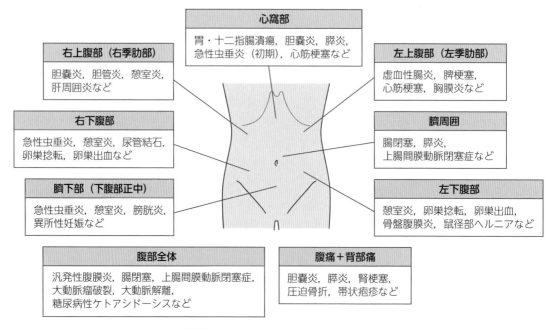

図 腹痛の圧痛部位による鑑別疾患

塞や糖尿病性ケトアシドーシスでも腹痛をきたすことを忘れてはいけません．疑わしければ心電図や採血検査を考慮します．

 ここがピットフォール：痛みの閾値は，患者背景によって変わる！

　症例2では統合失調症の既往がありましたが，精神疾患，高齢者，認知症がある患者さんでは，腹部所見のとり方が非常に難しいです．痛みの感受性が低下しており，圧痛を訴えない場合があります．その際は時間をかけて腹部診察を行い，患者さんの顔を観察しながら，わずかな表情の変化や腹壁の緊張がないかチェックしましょう．また，これらの患者さんでは軽度の痛みでも重篤な疾患が隠れていることがあるため，画像検査の閾値を下げる必要があります．

3 検査と鎮痛は並行して進める

症例3

　認知症で施設入所中の85歳男性．救急外来受診の前日の朝から続く腹痛あり，施設職員が救急要請．
バイタルサイン：JCS 3，血圧161/70 mmHg，心拍数97回/分，呼吸数24回/分，体温36.6℃
身体所見：苦悶様表情，腹部平坦・やや硬，下腹部びまん性の圧痛あり．
静脈血液ガス分析：pH7.32，PCO_2 30 Torr，HCO_3^- 22 mEq/L，Lac 3.4 mmol/L．
採血：WBC 12,400 /μL，Hb 13.1 g/dL，Plt 194,000/μL，T-bil 1.1 mg/dL，AST 18 U/L，ALT 14 U/L，ALP 182 mg/dL，γGTP 30 U/L，AMY 45 U/L，BUN 18.1 mg/dL，Cr 0.89 mg/dL，CRP 1.2 mg/dL．
造影CT検査：明らかな異常所見なし．
　アセトアミノフェン（アセリオ®）1,000 mgを投与したが疼痛は軽快せず，苦悶様表情は継続していた．外科医へ診察を依頼し，診断はつかなかったが，経過観察目的に入院となった．

　検査を優先して，鎮痛することを忘れがちです．腹痛患者に鎮痛薬を使用すると，診察所見をとりにくくなると聞いたことがあるかもしれません．しかし，現在では，鎮痛薬の使用は診断率の低下や予後不良にはつながらないとされています[2]．患者さんは「診断してほしい」という思いよりも「この痛みを何とかしてほしい」と思って受診することが多いです．第一選択であるアセトアミノフェン（アセリオ®）1,000 mgの使用を考慮しましょう．疼痛はNRS（Numerical Rating Scale）※を用いて，投与前後で効果判定を行います．

 ここがピットフォール：「疼痛が改善したから帰宅」ではない！

　胆石疝痛で受診し，鎮痛薬で一時的に疼痛が改善しても，帰宅後に胆嚢炎に至るケースもあります．鎮痛薬で腹痛が改善したからといって帰宅させるのは，必ずしも安全なDisposition決定ではありません．

※ NRS（Numerical Rating Scale）：0を痛みなし，10を想像できる最大の痛みとして，現在の痛みがどの程度かを指し示す段階的スケール．

4 採血はDispositionに影響するか

　腹痛において，採血検査は診断の一助になりえますが，採血結果が正常だからといって緊急性の高い疾患を除外できるわけではありません．白血球数やCRPが正常の虫垂炎もあり，採血結果が正常でも急性腹症は否定できません．また，乳酸値上昇は腸管虚血の診断に有用ですが，初期では上昇しないこともあります．逆に，原因不明の乳酸値上昇は，造影CTを施行して精査を行い，経過観察目的の入院を考慮しましょう．

5 単純CT？ 造影CT？ 検査前確率から判断しよう

　研修医から「先生，この腹痛の患者さんですが，単純CTと造影CTどちらで撮るべきでしょうか？」と聞かれることがよくあります．造影CTの方が診断能が高いことは言うまでもありませんが，造影剤アレルギー，甲状腺クリーゼのリスクなどもあり単純CTよりハードルが少し高いです．

　結論は「疑っている疾患の検査前確率による」ということです．単純CTで診断できる疾患・造影CTを撮らないと診断できない疾患・単純＋造影CTを撮らないと診断できない疾患を押さえておきましょう（表）．病歴，身体診察から疑う疾患をあげ，診断するための撮影条件を選択します．

> 例① 　45歳男性　突然発症の右側腹部〜腰痛 → 尿管結石を疑い単純CT
> 例② 　74歳女性　突然発症の腹部全体の激しい痛み → 腸間膜動脈閉塞症を疑い造影CT
> 例③ 　91歳女性　発症様式は不明だが，強い腹痛で腹膜刺激徴候あり →
> 　　　　　　　　消化管穿孔や絞扼性腸閉塞を疑い造影CT

表　腹痛の診断に必要な画像の種類

単純CTのみで診断できる疾患	尿管結石，総胆管結石症 虫垂炎・憩室炎（わかりにくい場合には造影CTを考慮）
造影CTが必要な疾患	臓器虚血，血管病変，膿瘍形成，膵炎の重症度評価 腎梗塞・腸管膜動脈閉塞症・非閉塞性腸管虚血・腸閉塞・消化管穿孔・肝膿瘍・肝細胞がん破裂・後腹膜血腫・Fitz-Hugh-Curtis症候群など
単純CT＋造影CTが必要な疾患	急性大動脈解離〔血栓閉塞型では単純CTでhyperdense crescent sign（三日月型の高吸収域）を確認する〕

ここがピットフォール：CTで異常を指摘できなかったら帰宅でよいのか？

　腹痛のCTでは，虫垂炎やfree airがごく少量の消化管穿孔が見逃されることが多いです．痛みの箇所だけ読影するのではなく，肺野条件にしてfree airを探したり，臓器別に系統的に読影したりする必要があります．虫垂は，普段から正常虫垂を指摘できるように探す癖をつけておくと，読影力が向上します．原因を特定できない場合には，複数の医師で画像所見を確認しましょう．

　また，CTで異常がなくても，すべての急性腹症を除外することはできないことを覚えておきましょう．例えば，急性膵炎の初期では画像検査に異常がないこともあります．救急外来は一時点での診察に過ぎず，今後の経過を追っていくことで診断がつくことがあります．バイタルサインに異常がある・腹膜刺激徴候がある・症状が強い・高齢者の独居生活など自宅での経過観察が難しい場合は，経過観察目的の入院を考慮しましょう．

おわりに

　腹痛患者のDisposition決定の難しさは，救急外来受診時では診断がつかないことが多いというところにあります．診断がつかなくても，適切な経過観察入院や再診指示が患者さんを救うことにつながります．

引用文献

1）Brewer BJ, et al：Abdominal pain. An analysis of 1,000 consecutive cases in a University Hospital emergency room. Am J Surg, 131：219-223, 1976 (PMID：1251963)

2）「急性腹症診療ガイドライン2015」（急性腹症診療ガイドライン出版委員会/編），医学書院，2015
　↑インターネットで無料アクセスできます．急性腹症の鑑別，病歴聴取，身体診察など基本的な事項から解説しており，必見です．

Profile

福井浩之（Hiroyuki Fukui）

湘南鎌倉総合病院【湘南ER】
神奈川県鎌倉市にある湘南ERで救急医をしています．シンプルでわかりやすい指導を心がけています．普段の診療のほかに，病院広報を担当しています．公式Instagramで「1分で伝えるER」として一般市民向けの応急手当の動画投稿をしたり，近隣の学校へ医療講演に出向いたりすることで，医療リテラシーの向上に取り組んでいます．興味があれば，皆さんぜひ湘南ERへ見学に来てください！

【各論：症例をもとにDispositionを考える】

頭痛

「くも膜下出血?」と思ったときに
必ず押さえておきたい基本事項

鱶口清満

① まずは一番コワいくも膜下出血の診療フローチャートをマスターする

② 難しいDispositionの決め手となるのは，病歴と診察

③ 診断未定のときこそ，患者さん，家族に診療内容を共有し，再診タイミングを明確に伝える

■ はじめに

　「40歳代女性，突然発症の頭痛，麻痺はありません」．この情報から，くも膜下出血（subarachnoid hemorrhage：SAH）を想起しない人はいないでしょう．本稿では，SAHを疑う頭痛患者を診療する際に使える実践的知識をお伝えします．

1 SAHの診療フローチャート

　冒頭の一文のような状況では，まず緊急度，頻度ともに高いSAHを正確にスクリーニングし，そのうえでSAH以外の疾患は何かという問いにつなげることが重要です．SAHの診断については内容が深く，それだけで1つの記事になるので，今回はエッセンスを抽出します[1]．

1）SAHの疫学

　SAHの死亡率は23％と高く[2]，ERで見逃してはいけない代表疾患です．しかし，日本の救急外来を受診したSAH患者の6.1％が誤診されていたという報告もあり[3]，いかに除外することが難しいかわかります．

2) Ottawa SAH RuleでCTの必要性を判断する

Ottawa SAH Rule は急性発症の強い頭痛を訴える患者に対する頭部 CT 必要性のスクリーニングツールとして作成されました．1項目でもあてはまる場合は感度100％で，見逃しを防ぐのに有用なツールです（表1）．

3) SAHに対する画像検査と髄液検査の解釈

SAH の疑いでCT所見が陰性のときに，MRIや髄液検査を行う意義を正確に理解しておく必要があります．その際，**ポイントは頭痛発症からの時間経過**です．それぞれの検査の報告について表2にまとめました．

❶ CTとMRI

CTは時間とともに診断精度が低下しますが，SAH発症から6時間以内であれば，感度

表1 Ottawa SAH Rule

対象： ・15歳以上で非外傷性・新規発症・激しい・1時間以内に最強になる頭痛のある患者 ・神経所見や脳動脈瘤，くも膜下出血，脳腫瘍，くり返す頭痛の既往のない患者
以下のうち1つでもあてはまった場合は精査を要する ① 40歳以上 ② 頸部痛または項部硬直 ③ 意識消失を目撃されている ④ 労作時発症 ⑤ 直ちに最大となる雷鳴様頭痛 ⑥ 顎を胸につける，あるいは臥位で8 cm以上頭を上げることができない
感度100％，特異度15.3％

文献4より引用．

表2 SAHに対する各検査の感度・特異度

【SAHの画像検査】

・CTの感度

時間経過	CT
6時間以内	100%
6時間以上	85.7%

文献5より作成．

・MRIの感度

時間経過	FLAIR	T2*
1〜3日	81%	94%
5日以内	100%	100%
4〜14日	87%	100%

文献6より作成．

・CTAとMRAの動脈瘤に対する感度と特異度

	感度	特異度
CTA	99%	98%
MRA	98%	91%

文献7, 8より作成．

【SAHの髄液検査】

・吸光度法と目視法による感度と特異度

	感度	特異度
吸光度法	93%	95%
目視法	26.6%	97.9%

文献9, 10より作成．
日本では多くの施設で目視法が行われている．

・SAH発症からキサントクロミー発生までの時間と感度

SAH発症からの経過時間	感度
12時間未満	71%

文献11より作成．

98.7 %，特異度99.9 %で診断可能と報告されています[12]．一方でMRIは時間が経過している場合に役立ちます．発症3日以内のSAHにおけるMRI T2*の感度が94 %（FLAIRは81 %，CTは95 %），4〜14日のT2*の感度が100 %（FLAIRは87 %，CTは75 %）であると報告されています[6]．

❷ 動脈瘤の評価

SAHの原因のほとんどは動脈瘤で，再破裂した際の死亡率は60 %にものぼります[13]．したがって，動脈瘤の有無を確認し再破裂を予防できれば予後をよくできると考えられます．動脈瘤の検索において，CTAとMRAはいずれも感度のよい検査です．

❸ 髄液検査

画像検査が進歩した現在でも，髄液を確認することは重要です．各ガイドラインでも髄液検査を推奨しており[14〜16]，キサントクロミー[※1]が検出できれば診断できます．キサントクロミーはSAH発症から約2時間で陽性化し，発症6時間以内で20 %，発症12時間〜2週間で全員に認められ，感度は93 %，特異度は95 %です．ただし，これらの研究は吸光度で判定をしています．この測定が多くの日本の施設では難しく，目視により判定を行っているのが現状です．目視は吸光度に対して感度26.6 %，特異度97.9 %という報告があります．自施設で髄液検査がどのように判定されているか確認し，目視で判断することの意味を理解しておかなければなりません．

まとめると，SAHを想起する頭痛の診療フローの一例として，図1のアプローチが考えられます．

> **🔼 ここがピットフォール**
> ....
> "とりあえず"撮ったCTの陰性所見だけで帰宅を判断することは禁忌！

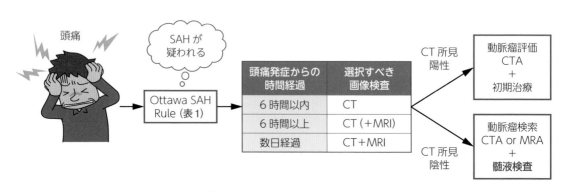

図1 SAHの診療フローチャート

※1 キサントクロミーは赤血球の破壊によって生じるビリルビンの色調（黄色）です．

Disposition のポイント

"頭痛発症からの時間経過と各検査の感度・特異度"を考慮した診断アプローチを行う.

症例1

高血圧既往の60歳代男性. 筋トレ中に突然頭痛を感じ救急要請, 人生最大の頭痛であった. 来院時, 頭痛は軽快しており, 神経学的所見はない.

研修医「病歴からSAHを疑いましたが, 発症直後のCTで出血所見はありません. 3カ月前に脳ドックを受けており, 動脈瘤の指摘もないそうです. 今は頭痛も軽快し, 神経学的所見もないため帰宅とし, 有事再診でよいかと思います」

ER医「病歴からSAHを疑ってCTまで迅速に撮っており, かつ動脈瘤も気にしている点は素晴らしいですね. 時間経過でCTによる出血の検出感度が変わる点も理解していて素晴らしいです. ところでほかに鑑別はありますか?」

研修医「…」

ER医「人生最大の頭痛があった患者さんに対して帰宅と判断するにはもう少し検討が必要ですね. 有事再診と言っても, 何が有事かわからない患者さんもいますよね. SAH以外の疾患も鑑別できてこそER診療です. ちなみにMRIも撮った方がよいですか?」

研修医「おっしゃる通りです. MRIから得られる情報は多いと思いますが, 鑑別が浮かんでいない状態では撮影条件を適切に選択できない可能性が高いです」

ER医「無闇にMRIとしないところもいいですね. では一緒に再度病歴聴取と診察をして考えましょう」

【Disposition】

追加の病歴聴取で後頸部違和感と喋りにくさを自覚しており, 新規の所見として右眼の縮瞳, 左上下肢の温度覚低下を認めた. MRI, MRA, BPASを撮影したところ右延髄外側の脳梗塞, 椎骨動脈解離があり入院となった (図2).

BPAS:basi-parallel anatomical scanning

2 Disposition決定で大切なのは, 病歴と診察

雷鳴様頭痛 (thunderclap headache:TCH) とは, 痛みが1分以内にピークに達する頭痛と定義され[17), 危険な疾患が想起されます (表2). このすべてをマスターするのはなかなか難しいことですが, そのなかでDispositionの判断根拠とできるものは, 病歴, 診察と考えます. TCHと判断する病歴聴取のポイントは, 患者さんの頭痛発症のタイミングを明確に確認することです. 例えば, トイレで息んだとき, テレビを見ていてイチロー選手がホームランを打ったときなど何時何分に頭痛を感じたか特定できるような場合です. 患者さんが伝える「突然」という言葉が, 医師の想定する「突然」と異なることはよくありますので, 患者さんの表現を客観的な医学情報に置き換えることが重要です.

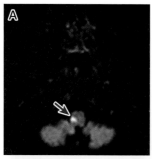
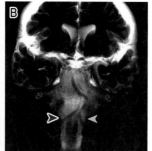
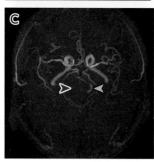
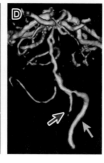

図2　椎骨動脈解離（症例1）

A）MRI 拡散強調像，B）BPAS，C）MRA，D）MRA 再構成像．

頭部 MRI の拡散強調像で延髄右外側が高信号（➡）である．BPAS では両側椎骨動脈外観が描出されている（▶，▷）が，MRA では左椎骨動脈（▷）に比べ右椎骨動脈（▶）の描出が乏しく，狭小化や閉塞を示唆する．MRA の再構成像では，左椎骨動脈（➡）は確認できるが，右椎骨動脈（➡）は途絶している．

表2　雷鳴様頭痛（TCH）の鑑別

主な疾患	（TCHとして）一般的でなく稀な疾患
・くも膜下出血（SAH） ・可逆性脳血管攣縮症候群（RCVS）	・下垂体卒中 ・第3脳室コロイド嚢胞 ・心筋梗塞 ・弓部大動脈解離 ・中脳水道狭窄 ・脳腫瘍 ・巨細胞性動脈炎 ・褐色細胞腫 ・気脳症 ・斜台背側硬膜外血腫 ・脊髄硬膜外血腫 ・水痘帯状疱疹ウイルス血管症 ・Vogt-小柳-原田症候群
（TCHとして）一般的でないが可能性のある疾患	
・頭蓋内感染症 ・脳静脈洞血栓症 ・頸部動脈解離 ・特発性頭蓋内圧亢進症 ・高血圧緊急症 ・可逆性後頭葉白質脳症（PRES） ・脳出血 ・脳梗塞	**（TCHの原因として）議論のある疾患**
	・前兆頭痛（未破裂脳動脈瘤） ・一次性雷鳴様頭痛

TCH の鑑別疾患は多いが，頻度が高いといわれるものが SAH と RCVS．
文献17 より作成．

● SAH の可能性をできる限り下げ，次にほかの TCH の疾患を鑑別する

　　SAH は TCH が特徴的とされますが，TCH で受診した患者のうち SAH であったのは 11 %という報告もあります[18]．最頻とされる SAH がこの頻度なので，他疾患の鑑別は必須です．表2をみると，病歴が特徴的なもの，身体所見に異常が出るもの，画像や検査で特殊

な条件を追加する必要があるものなどさまざまです．**最終的に画像や検査で診断する場合でも，その疾患のあたりをつけるのは病歴と診察です．**特徴的な病歴を聴取し，わずかな所見も捉えるように診察して，各疾患に対する有効な病歴聴取・診察力を高めていく経験が大切だと思います．

症例2

　片頭痛既往の50歳代女性．昨日親戚が亡くなり，その話をしている際に，1分以内にピークに達する強い頭痛を自覚した．嘔気や麻痺，しびれなどの症状はない．以前からショックなことがあると同様の頭痛を感じることはあったが，本日は痛みが強かったためすぐに受診した．くり返す頭痛のため1年前に頭部MRI検査を受けたが異常の指摘はない．来院時，頭痛は軽快しており，神経学的所見はない．

研修医　「片頭痛の既往はありますが，今回はいつもの頭痛と違い，痛みもNRS 9と強かったです．神経所見はなく，発症様式からもSAHの除外は必要と考えCTを撮りましたが出血所見はありませんでした．症状は軽快していますが，今もNRS 3で頭痛が残存しており，帰宅にしないほうがよいと考えますが，どうしたらよいでしょうか」

ER医　「前回から成長していますね．病歴聴取の内容も詳しくなってよい情報がとれていると思います．先生は何か鑑別疾患を想定していますか？」

研修医　「あの後，雷鳴様頭痛の項をUpToDateで勉強しましたが，鑑別が多すぎて今回も具体的にはわかりません」

ER医　「ちゃんと復習して素晴らしいですね．わからないと言えること，さらに安易に帰宅を選択しないところにセンスを感じます．病歴の情報から私には鑑別がありますので一緒に説明に行きましょう」

【Disposition】

　頭痛発症からの時間経過が短いためMRIの感度は高くないこと，SAH除外のためには髄液検査も考慮されることを説明したが，急ぎの用事があるということで強く帰宅を希望された．今回の頭痛が未指摘動脈瘤からの出血の可能性もあり，再度頭痛を発症した際は重篤化する恐れもあるため，すぐに再受診するよう説明した．

　なお，病歴からは可逆性脳血管攣縮症候群（reversible cerebral vasoconstriction syndrome：RCVS）が疑われる．本日の画像検査では判定が難しいこと，約2週間の経過中に脳出血や脳梗塞も合併する場合があることから，再度頭痛や神経症状を自覚した場合もすぐに再診するように本人と同席家族にメモを書いてお渡しし，帰宅とした．

症例2の続き

　2日後に再度頭痛で受診し，MRIでRCVS，SAHと診断され入院となった．入院後は症状の再燃なく14日目に退院した．発症から13週間後のMRAで血管攣縮所見は改善していた（図3）．

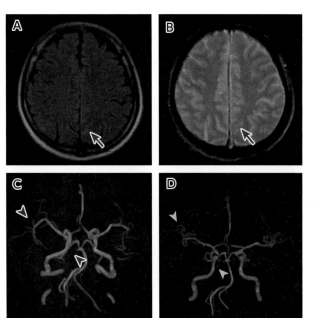

図3 RCVS（症例2）

A）MRI FLAIR，B）MRI T2*，C）MRA（再診時），D）MRA（13週間後）.

MRI FLAIRで左後頭葉の脳溝に沿って高信号（➡️）がみられる．同部位はT2*で低信号（➡️）である．また，再診時のMRAでは複数箇所の血管が描出不良であるが（➤），13週間後のMRAでは同部位の血管像は描出されるようになっている（➤）.

3 診療過程から今後の再診タイミングを明確に伝えよう

　診療過程が曖昧なまま，機能性頭痛として有事再診とすることは厳に慎しむべきです．大切なことは，「○○を想定して診療したこと」，「現段階ではどこまでがわかって，どこからがわかっていない」という診療過程を患者さんと共有することです．1回の診療で診断がつかないことはよくありますが，フォローアップや適切な再診を促すことで正診につながります．

　症例2の初回受診時は，1年前の頭部MRI検査で動脈瘤の指摘がないことから，動脈瘤性SAHの可能性は低いと考えましたが，短期間で巨大化する動脈瘤や未指摘動脈瘤もありうるため，血管評価を考慮してもよかったでしょう．また2日後再診時は髄液検査も行っており，キサントクロミーは陰性であったことから，初診時も陰性だったと考えられますが，SAHの除外としては中途半端な診療でした．よかった点は，患者さんと家族に診療経過を詳しく説明し再診を促していたことです．そして再診してくれたため診断が確定し，幸いにも後遺症なく退院できました．

 ここがピットフォール

　時間経過のなかではじめて診断できる疾患がある．安易に機能性頭痛と伝えることは禁忌！

Disposition のポイント

　帰宅前に必ず今日の診療経過を本人，家族に共有し，適切な再診のタイミングを説明しよう！

おわりに

　今回は，"SAH と思ったけれど CT で出血がない！"ときにどのように対応すればよいかということについて考察しました．ER で頭痛を診たときは，まず何と言っても SAH が重要です．その知識を整理しておくことが，SAH 以外の頭痛を診療する際にも有効となります．本稿が頭痛で苦しむ患者さんと読者の皆さんを救う一助となれば幸いです．

引用文献

1）鑪口清満，山上 浩：頭痛—脳動脈瘤の再破裂予防もふまえた SAH 疑いにおける初動. Hospitalist，7：751-761，2019

2）「脳卒中データバンク 2015」（小林祥泰／編），中山書店，2015

3）Yamada T & Natori Y：Evaluation of misdiagnosed cases of subarachnoid hemorrhage and causal factors for misdiagnosis. J Stroke Cerebrovasc Dis, 22：430-436, 2013（PMID：23498375）

4）Perry JJ, et al：Clinical decision rules to rule out subarachnoid hemorrhage for acute headache. JAMA, 310：1248-1255, 2013（PMID：24065011）

5）Perry JJ, et al：Sensitivity of computed tomography performed within six hours of onset of headache for diagnosis of subarachnoid haemorrhage：prospective cohort study. BMJ, 343：d4277, 2011（PMID：21768192）

6）Mitchell P, et al：Detection of subarachnoid haemorrhage with magnetic resonance imaging. J Neurol Neurosurg Psychiatry, 70：205-211, 2001（PMID：11160469）

7）Aulbach P, et al：Diagnostic Impact of Bone-Subtraction CT Angiography for Patients with Acute Subarachnoid Hemorrhage. AJNR Am J Neuroradiol, 37：236-243, 2016（PMID：26450538）

8）Li M, et al：Subarachnoid Hemorrhage in Patients with Good Clinical Grade：Accuracy of 3.0-T MR Angiography for Detection and Characterization. Radiology, 284：191-199, 2017（PMID：28234561）

9）Dupont SA, et al：Thunderclap headache and normal computed tomographic results：value of cerebrospinal fluid analysis. Mayo Clin Proc, 83：1326-1331, 2008（PMID：19046551）

10）Sidman R, et al：Xanthrochromia? By what method? A comparison of visual and spectrophotometric xanthrochromia. Ann Emerg Med, 46：51-55, 2005（PMID：15988426）

11）Mark DG, et al：Validation of cerebrospinal fluid findings in aneurysmal subarachnoid hemorrhage. Am J Emerg Med, 33：1249-1252, 2015（PMID：26022754）

12）Dubosh NM, et al：Sensitivity of Early Brain Computed Tomography to Exclude Aneurysmal Subarachnoid Hemorrhage：A Systematic Review and Meta-Analysis. Stroke, 47：750-755, 2016（PMID：26797666）

13）van Donkelaar CE, et al：Predictive Factors for Rebleeding After Aneurysmal Subarachnoid Hemorrhage：Rebleeding Aneurysmal Subarachnoid Hemorrhage Study. Stroke, 46：2100-2106, 2015（PMID：26069261）

14）American College of Emergency Physicians：ACEP clinical policies. Headache. https://www.acep.org/patient-care/clinical-policies/headache/（2023 年 2 月閲覧）

15）「脳卒中治療ガイドライン 2021」（日本脳卒中学会脳卒中ガイドライン委員会／編），協和企画，2021

16) Connolly ES Jr, et al：Guidelines for the management of aneurysmal subarachnoid hemorrhage：a guideline for healthcare professionals from the American Heart Association/american Stroke Association. Stroke, 43：1711-1737, 2012（PMID：22556195）

17) Schwedt TJ：Overview of thunderclap headache. UpToDate, 2022

18) Landtblom AM, et al：Sudden onset headache：a prospective study of features, incidence and causes. Cephalalgia, 22：354-360, 2002（PMID：12110111）

Profile

鰺口清満（Kiyomitsu Fukaguchi）

湘南鎌倉総合病院【湘南 ER】/集中治療部
救急医療は楽しく，感動に溢れています．臨床の知識や技術の成長はもちろん，患者さんの表情を読みとり，手を握り察する力，同伴者にもいたわりの言葉をかけられる人間性など，医師として必要な総合力を涵養できます．そんなことがデフォルトでできる医師になりたい先生はぜひ湘南 ER で一緒に診療しましょう．

【各論：症例をもとにDispositionを考える】

骨折

折れていますが帰宅できますか?

田口 梓

---

① ADLのよい患者さんの大腿骨近位部骨折は早期の手術が必要

② 機能を意識した病歴聴取，患者さんが起きてから寝るまでの生活をイメージする

③ どれだけ動けるかは「家族と一緒に」確認する

④ コンパートメント症候群のゴールデンタイムは6時間！ 強い痛みと感覚鈍麻，運動麻痺はすみやかに再診するように指示する

はじめに

　　骨折診療において「帰る，帰らない，帰れない」が問題になるのはほとんどが高齢者です．小児の骨折，若年者の高エネルギー外傷による骨折では，帰宅か入院かは医学的な適応のみで判断しやすいからです．ここはおのおの勉強していただくことにして，今回はほとんど扱いません.

　　つまり骨折診療で困るケースの多くは高齢者診療です．本稿では高齢者に多いいくつかの骨折を通して，入院か帰宅かを判断するうえでのポイントを説明します.

1 Win-Winを意識する

84歳女性．ADLは自立している．自宅内でつまずき転倒した．右股関節痛があり救急搬送された．Ｘ線を撮像すると右大腿骨頸部骨折を認めた．

手術入院が必要なため本人にICに行くと「家には脳梗塞後遺症がある夫がおり，私が主に介護をしている．私は搬送前にはなんとか立つことはできたので家で骨折を治したい．入院はできない」と主張している．

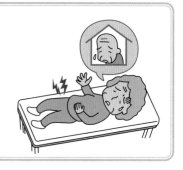

IC：インフォームド・コンセント

この患者さんに，皆さんなら何と声かけをしますか．

「大腿骨頸部骨折は基本的に手術が必要です」
「一定の時間内に手術をしないと死亡率が高くなります」
「痛くてどうせ家では歩けないです．家では過ごせません」

どれも医学的には正しい説明ですが，この説明だけでは患者さんは不安なままで，同意を得ることは難しいでしょう．医師の医学的知識による一方的な説明になっているからです．

医学的な知識を少々整理したのちに，どのように対応するかを考えてみます．交渉ではありませんが，相手にとってのメリットを明確にし，デメリットを解消し，望ましい治療を受けてもらうWin-Winの関係となることが必要です．

1) 大腿骨近位部骨折の予後

大腿骨近位部骨折は大腿骨頸部骨折と転子部骨折，転子下骨折を含みます．日本のガイドライン[1] でも早期の手術を推奨しており，受傷から48時間以内の手術には2022年から診療報酬の加算がつくようになりました．

では保存加療を選択した場合はどうなるのでしょうか？ ある研究[2] では手術した場合に比して年単位での死亡率の増加を示しています．一方で余命が明らかにわずかである患者さんに対しても手術をすべきか，という疑問もあります．これは難しい問題ですが，こんな文献もあります．フレイルであると判断された施設入所者の大腿骨近位部骨折を手術群と非手術群に分けて死亡率や生活の質などを比較した研究[3] です．疼痛などを含めた生活の質は両群で大きく差はありませんでした．死亡率は非手術群が高い一方で，死亡の質に対する介護者からの評価は変わりませんでした．

上記のエビデンスをもとに，自宅で生活していたADLの自立した**症例1**のような女性には手術が必要と判断します．そうでない患者さんには保存治療も選択肢となりますが，生命予後の悪化が想定されるため，整形外科医と相談のうえできわめて慎重なICが必要です．

Disposition のポイント
> ADLのよい患者さんの大腿骨近位部骨折は早期の手術が必要.

2) 診療の早い段階で社会的な problem を把握する

　　救急搬送の多くを高齢者が占めるようになり，医学的な判断のみでは医療はうまく進まないことが多くなってきています．こうした背景もあり，スムーズな診療には社会的な背景も来院後すみやかに problem list にあげることが必要です．来院してすぐに頸部骨折かな，と思ってはいたものの採血も X 線も結果が出た1時間後に説明に行き，「入院したくないです，実は…」と言われては診療が遅延してしまいます．

❶ 実際の診療イメージ

2分	すべての外傷で，内因性疾患が先行していないかを病歴と診察で確認 （特に「意識を失ったか」「手足の動かしにくさがないか」）
2分	受傷部位を診察で確認 この時点で大腿骨近位部骨折の有無を判断する
1分	確認のための X 線と手術のための採血などをオーダー （Common disease の検査はセット化しておく）
7分	普段の ADL，自宅の生活環境，KP（キーパーソン）となる人物，既往歴，薬歴を聴取

　　この時点で入院の説明を行い，「家にいま，脳梗塞後遺症で私が介護をしている90歳の夫がいる．搬送前になんとか立つことはできたので家で骨折を治したい．入院はできない」というニーズを把握しておくと，採血や X 線などを待つ1時間の間に社会的 problem の解決に取り組むことができます．

❷ 社会的 problem の解決方法

　　社会的な problem へのアプローチを苦手と感じる研修医は多くいるはずです．教科書にはあまり記載がなく，正解もわかりにくいです．しかし症例1のように患者さんは入院が必須，同居の家族にも何らかの手助けが必要，といったケースでは可能な策は限られます．こんなの医師の仕事じゃない，という意見の方もいるかもしれませんが，社会のセーフティネットとしての救急と捉えれば，役割の一部になりつつあります．

　　具体的には，このような場面で私たちが連絡する先はこの3つのいずれかです．

A：家族
B：ケアマネジャー（介護保険申請している患者さんなら担当者がいるはず）
C：自院のMSW（medical social worker：医療ソーシャルワーカー）

また夫のDispositionはこのいずれかです．

A：ほかの家族またはサービスを利用し自宅生活を継続
B：ショートステイなどの施設に緊急入所
C：療養型病院などに入院

ここが整理されるだけでも，患者さんにも説得力をもってICをしやすくなります．

❸ 症例1のDisposition

症例1ではケアマネジャーに連絡をとることができ，夫は普段利用しているショートステイへの緊急入所が利用できることになりました．この方針を伝えることで，患者さん本人も安心して入院をすることができました．

> **Dispositionのポイント**
> ………………………………………………………………………………
> 社会的なproblemの解決策は限られる．人は家族・ケアマネジャー・MSW，場所は家・施設・病院の3択．

2 機能にfocusした病歴聴取と思考が必要

症例2

75歳女性，去年脳梗塞となり左半身不随麻痺があるため要介護2で夫と暮らす．屋内は杖歩行やつかまり立ち歩きをしている．自宅内で転倒，右手首の痛みで来院し，右橈骨遠位端骨折の診断となった．整形外科医にコンサルトし，転位も少なく手術適応ではなく保存加療，帰宅の方針となった．ギプスシーネで固定を行い，帰宅の方針を夫に伝えると「どうやって杖を使えばいいのだ，右手が使えないのでは動けない！ 入院させてくれ」と言われた．

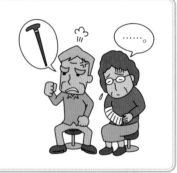

このような，医学的には必ずしも入院適応ではないものの，入院を希望される症例では社会的な背景から患者さんが選びうる最良の選択肢を一緒に考えます．利き腕を怪我した方や脊椎の圧迫骨折で動きにくいなどの訴えで困ることが多いと感じます．

整形外科は「運動器の機能的改善を重要視して治療する外科」と日本整形外科学会のホームページにも紹介されています[4]が，まさに骨折はこの機能が損なわれることが日常に大きく影響を与えます．授乳中の子がいる若年女性の手の骨折，ピアニストの基節骨骨折，母を介護している息子の腰椎圧迫骨折，医師国家試験を控える医学生の利き手の骨折，どれも著しく支障がありますが，帰宅か入院するかが問題になるのはやはり高齢者がかかわる症例です．

1) 機能にfocusした病歴聴取の実際

❶ 患者さんが朝起きてから寝るまでを聴取する

　症例2のようなケースでは自宅での生活が目に浮かぶような病歴聴取をしなければ，よい解決策が選べません．腹痛や胸痛の性状を細かく聴取するように，日常生活の様子とサポートしてくれる人員がいないかを詳しく聴取します．痛みの病歴聴取にはOPQRSTのようなゴロがありますが，個人的にはADLについてそのようなゴロは使用していません．「患者さんが朝起きてから寝るまで」をイメージできるように順番に聞いていけば必要な情報が得られることが多いです．特に骨折に関しては上肢であれば利き腕かどうかや，下肢であれば自宅の階段の有無などの建物の状況，すでに介護を受けている患者さんではそのなかで四肢がどのような役割を果たしているかに思いを馳せる必要があります．

❷ 症例2のDisposition

　症例2では，実は自宅内では杖はほとんど使わず車椅子で移動し，トイレなどだけ手すりで移動していることや，更衣は夫がもともと手伝っていること，脳梗塞になった際に自宅内はバリアフリー化していること，左手は不全麻痺だがスプーンやフォークで食事の摂取は可能，入浴はデイサービスで利用していること，日中夫がいない時間はあるものの，息子さん家族が近隣に在住でありしばらく援助が得られることがわかりました．息子さんも合わせて話し合い，家族の協力を得て自宅へ帰り外来通院を継続する方針となりました．

　一方で別のケースとして，例えば何らかの原因で杖歩行だが介護保険認定は受けておらず家族も周りにいない，となれば自宅での生活は到底安全には送れないと判断するでしょう．

　このように，帰宅するか入院するかの境目は明確には示すことが難しいです．ただ強いていうならば「本人と家族の同意」が得られていることが最低限のラインといえます．

> **Dispositionのポイント**
> 機能を意識した，患者さんが起きてから寝るまでの生活をイメージする．

2)「安全に，家に帰り生活できるか?」は家族と一緒に確認する

　私たち医師は骨折した患者さんも多く診察してきていますが，当然多くの家族にとって骨折した人と接するのははじめての経験です．私たちが「この程度なら自宅生活は余裕でしょ！」，と思っても家族が同様に感じるとは限りません．このミスマッチをなくすためには病院内で，介護の負担を負う方つまり家族，ときに施設の方と患者さんを交えて病状の説明をし，歩行やトイレ，食事のプチデモンストレーションまでしておけば完璧です．もちろんすべての症例でこのようなデモンストレーションはしていませんが，最低限歩行する

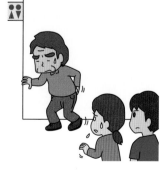

様子は一緒に見ておくことが望ましいです．口頭での説明だけでは，ご家族からなかなか自宅へ帰ることへの協力や理解が得られない場合でも，実際に水を飲んだり，トイレに行ったりと身体機能を一緒に確認することが理解への手助けとなることがあります．

 Disposition のポイント

> 患者さんがどれだけ動けるかは「家族と一緒に」確認する．

3 帰宅時には具体的な再診指示を説明する

高齢者の Disposition は社会的背景も考慮に入れるため難しいと説明しましたが，その他の年齢層でも気をつけるべき帰宅指示があります．後から症状が出てくるかもしれない**コンパートメント症候群**についてです．

● コンパートメント症候群の見つけ方

コンパートメント症候群をきたす原因の TOP 3 は脛骨骨幹部骨折，骨折を伴わない軟部組織損傷，橈骨遠位端骨折です[5]．

コンパートメント症候群を疑う症状といえば 5P つまり，pallor（蒼白），pain out of proportion（強い痛み），pulseless（脈拍消失），paresthesia（知覚鈍麻），paralysis（麻痺）が有名ですが，この 5P は実際の診療ではほとんど使えません．最も早期に出現する症状は痛みであり，その後に知覚鈍麻（発症してから 30 分～ 2 時間）が起こるという説もあります．筋力低下は 2 ～ 4 時間以内，麻痺は晩期の症状であり，脈拍消失はむしろ観察されないことが多いとされます．治療のゴールデンタイムは 6 時間であり，症状が確認できるのを待っていては手遅れになってしまいます．

手遅れにならないためには，「痛み止めを飲んでも耐えられない」などの強い痛み，「物を触った感覚や温度がにぶい」といった知覚の異常などがあれば夜間でもすみやかに受診するように具体的に伝えておくことがポイントになります．

 Disposition のポイント

> 強い痛みと感覚鈍麻，運動麻痺はすみやかに再診するように指示する

■ 引用文献

1）「大腿骨頚部 / 転子部骨折診療ガイドライン 2021 改訂第 3 版」（日本整形外科学会，日本骨折治療学会 / 監，日本整形外科学会診療ガイドライン委員会，大腿骨頚部 / 転子部骨折診療ガイドライン策定委員会 / 編），南江堂，2021
https://minds.jcqhc.or.jp/docs/gl_pdf/G0001251/4/femoral_necktrochanteric_fracture.pdf
↑ Web で無料公開されています！

2）Neuman MD, et al：Survival and functional outcomes after hip fracture among nursing home residents. JAMA Intern Med, 174：1273-1280, 2014（PMID：25055155）

3）Loggers SAI, et al：Evaluation of Quality of Life After Nonoperative or Operative Management of Proximal Femoral Fractures in Frail Institutionalized Patients：The FRAIL-HIP Study. JAMA Surg, 157：424-434, 2022（PMID：35234817）

4）日本整形外科学会：一般の方へ よくある質問.
　　https://www.joa.or.jp/public/about/index.html

5）McQueen MM, et al：Acute compartment syndrome. Who is at risk? J Bone Joint Surg Br, 82：200-203,
　　2000（PMID：10755426）

Profile

田口　梓（Azusa Taguchi）

湘南鎌倉総合病院【湘南ER】
医師6年目，育休中に原稿を書きました．子ども，可愛いです．ただパパ4カ月目として初期研修医の頃のような無力感を久々に感じています．日々成長です．

【各論：症例をもとに Disposition を考える】
不安・心配
その不安・心配はどこから？

佐々木弥生

① 「不安・心配」が誰のものか，何に対してなのかを理解する

② そして，それはそもそも解決可能なことか，また入院で解決することなのかを考える

③ その場で解決が困難な場合でも，同じ目線で一緒に考え "見通し" や "道筋" を示す

■ はじめに

「帰っても大丈夫なんですか？ あんなに苦しがっていたのに」
「一人暮らしなのでまた同じことが起こらないか心配で，一人にできません（帰れません）」
「何か起こったときは病院だとすぐに対応してもらえるから安心なんです」

　これらはよく耳にするフレーズであり，患者さんやご家族の不安と心配が解消されていない証拠でもあります．Disposition決定が医学的に正しくても，患者さんやご家族にとっては納得のいくものではないことがあります．ただし，誰の何に対する不安・心配なのかがわかると解決の糸口が見えたり，説明不足による理解不十分とわかればより丁寧に説明することで安心が得られたりします．なかには，入院すれば不安・心配のもとが解決する，と思い込んでいる方もいます．しかしそれはそもそも医療で解決できる問題ではなく介護や福祉の問題であることもあり，そのような場合は病院の医療者では解決できないということをお伝えするのも私たちの大事な役割です．困っていることに対して一緒に考える，道筋を示す，など患者さんやご家族に寄り添った姿勢で向き合うことが何より重要です．

1 このまま帰宅させてよいのか？

症例1：軽症COVID-19の高齢者

80歳女性．ADL自立，独居．

3日前から感冒症状があり，発熱も出現したため救急要請となった．バイタルサインは安定しており，救急車には歩いて乗り込み，来院後も自力でトイレに行っている．検査でCOVID-19の診断となり，内服抗ウイルス薬と解熱鎮痛薬を処方して帰宅の方針とした．そこへ隣町に住む娘が駆けつけた．当初，本人は帰ることに納得していたが，娘より「独居だし1人にはさせておけないです．コロナも重症化すると大変ですし」との発言があり，本人も不安そうな顔をしはじめた．

確かに，医学的には軽症COVID-19で全身状態良好・独歩可能な状態のため帰宅は妥当ですが，このまま帰宅させてよいのでしょうか？

[step 1] 誰の不安・心配？ 何に対する不安・心配？

「今のご本人の状態は軽症のコロナに該当し，かつ今の時点では自宅療養が可能な状態と判断していますが，具体的にどのようなことを不安に感じておられますか？」と娘さんに問いかけたところ，下記のように教えてくれました．

→実は，今，夫がコロナでICUに入院しているんです．私が先にコロナになって夫にうつしてしまって．夫は食欲が落ちていたけど苦しそうな様子はなかったので様子を見ていたんですが，突然倒れて．病院に運ばれたら，酸素の数値がすごく悪くて重症の肺炎になっていると言われました．そばにいたはずなのに，気づいてあげられなくて…．私がコロナにかからなければ夫が苦しむこともなかったんです．

[step 2] それは入院で解決可能な不安・心配なのか？

娘さんの不安は，自身の経験からくる，「軽症でも重症化する，しかもそばにいても重症化に気づけなかった，そして自身がうつしてしまい夫は重症化した一方で自分は元気になった」という自責の念によるものだとわかりました．ニュースでは自宅独居の方が亡くなっていたという報道や高齢者の死亡率上昇など，いわゆる"コワイ"情報で不安を煽る報道は多いです．医療者と非医療者では「知識の差」は大きく，それを前提とした"丁寧な"説明が大事です．

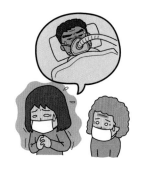

そして「大変でしたね，事情を説明してくれてありがとうございます」と労いの気持ちを伝え，共感の意を示し傾聴を行うことも忘れてはならない点です．

[step 3] 今後の見通しや道筋を示す

　現時点では，軽症COVID-19であり全身状態が不良な様子はなく入院が不要であるという評価は医学的には妥当です．ただし，時間経過で中等症や重症に変化することはありうるため，その可能性について，経過をみてみないとわからないことは再度丁寧に説明を要します．COVID-19に限らず高齢者は，たとえ感冒症状であっても肺炎を合併したり発熱で体力消耗しぐったりしてしまうなど悪化傾向になる方もいます．医学的に帰宅が妥当であっても特に患者さんやご家族が不安・心配を抱いている場合は，症状経過を確認するための外来フォローを提案することも1つの選択肢です．かかりつけへの紹介や，訪問診療の臨時往診の提案も同様です．

👉 ここがピットフォール

- ・「医学的な正しさ・エビデンス＝患者さんにとってのよい解」とは限らない
- ・「(医療者が)説明した＝(患者さん・ご家族が)理解した」とは限らない

👉 Dispositionのポイント

　同じ「帰宅」というDispositionでも，患者さんとそのご家族が帰宅することに対して不安・心配がなく納得できているのかに注意を払う．不安や心配を抱えたまま帰宅するということは，後に，医療者への不信感に変わってしまったり，不安・心配からくる不適切な再受診につながることもある．そういったことは，結果的に患者さん・ご家族への負担にもなり，後に医療者自身の首を締めることにもなる．

2 入院は根本解決になるのか？

症例2：よく転ぶ高齢者

　80歳男性．杖歩行，独居．
　ある朝，ゴミ出しの際に転倒し，通行人により発見され救急要請となった．本人曰く，すぐそばだからと，杖を使わずに両手にゴミ袋を持って歩いていたところ，石ころに躓いて手を出せずに顔から転倒したという．幸いにもゴミ袋がクッションになったようだが，前額部に縫合を要する挫創と顔面に擦過傷，両膝に打撲痕がある．CTやX線検査では入院を要する異常はみられなかった．
　縫合も終わり，歩行ができることを確認し，創部フォローで外来通院の予定を立てて帰宅の方針とした．隣町に住んでいる娘が来たので，帰宅の説明をしようと患者さんのところへ案内すると，縫合部位の圧迫のために包帯を巻かれた患者さんの姿を見た娘はたいそう驚いている．
　「最近よく転ぶんです．本人が頑固でヘルパーも拒否してしまっていて，外出しないように言うんですけど言うこと聞かないんです．こんな大怪我して，私も家庭があるので常に面倒みてあげられなくて…入院して様子みてもらえませんか？よく転ぶ原因も調べてほしいです．病院にも行きたがらなくて」と入院を強く希望された．

　医学的には外来通院可能な状態ですが，易転倒性の精査も含めて入院が必要でしょうか？果たして入院が根本解決になるのでしょうか？

[step 1] 誰の不安・心配？ 何に対する不安・心配？

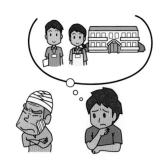

患者さんは頑固な様子があり，周囲から見ると介護・福祉のサービスが必要そうですが，本人がそれを拒否してしまう状況です．実際に困っているのは娘ですが，患者さんへ医療の介入が必要なのかは評価が必要です．その評価対象は"易転倒性"，および自身の状況を認識できていない"認知の問題がある可能性"です．それらの問題がクリアされたとしても，いずれ独居生活が困難となるのは予測可能です．自立生活が促せるサービス付き高齢者向け住宅などの選択肢もあり，地域包括支援センターやケアマネジャーへの相談など介護・福祉サービスを積極的に活用していく必要性もあります．

[step 2] それは入院で解決可能な不安・心配なのか？

易転倒性と認知の問題については，脳卒中など急性発症や治療可能な器質的疾患が想起されるならば救急外来で精査が必要ですが，そうでないならば，外来通院での評価も許容されます．一方で入院精査も1つの選択肢ですが，生活環境への介入がなければ退院後には結局同じことのくり返しになってしまいます．医療の介入を検討することも重要ですが，本症例では特に介護・福祉の介入で生活環境を整えることの方が優先度は高いでしょう．

[step 3] 今後の見通しや道筋を示す

入院することでは根本解決にはならず，その場で解決できる問題ではないのは事実ですが，幸いにも本症例ではヘルパーが利用できる＝介護申請がされているため，介入はしやすいと推測されます．なかには，側から見ると介護が必要なのに介護申請せずに生活している高齢者も多いです．そしてそういったサービスの存在を知らない家族も多いです．介護申請してから認定まではおよそ1カ月要します．**不安や心配の対象・根源が，介護・福祉の問題であることを私たちが客観的に評価し，それを伝えてあげることで，「希望の光が見えた」かのように安堵の表情を見せる家族がいるのも事実です．**

🅕 ここがピットフォール

高齢者は基礎疾患もそうだが，生活状況の問題などマルチプロブレムを抱えている．特に，医療・介護・福祉に分けて考えることが大事である．医療者は患者さん・ご家族が抱えるプロブレムが，医療で解決できることなのか？ という視点で評価する必要がある．

🅕 Dispositionのポイント

患者さんのプロブレムを解決する方法が必ずしも「入院」とは限らない．入院によって何が解決できるのかという視点をもっておこう．プロブレムリストをあげる際に「＃易転倒性」「＃独居・サービス拒否」などと生活環境などのプロブレムも列挙しておくとよい．その人にとってのプロブレムは，症状や疾患にかかわることだけではない．その人の生活もひっくるめて"困っていること"に着目してみよう．

3 入院は患者さんにとってよいことなのか？

症例3：末期がんで入院希望

75歳男性．膵臓がん，妻と2人暮らし．

主治医からは終末期であると本人・妻をはじめとした家族に伝えられており，通院が大変になってきたので1カ月前から訪問診療が導入された．今回はトイレに行った後に倒れて反応が鈍かったため救急要請された．病院到着時には意識はいつも通りであり，評価後に状況失神と判断した．徐々に食が細ってきて衰弱してきた本人の様子をみている同居の妻が心配しており，「病院の方がすぐに対応してもらえるし入院の方が安心」，と話している．近所には娘がおり，到着した娘から「今度の年末年始，久しぶりに弟家族とも会えて一緒に年を越せるのを本人は楽しみにしていたんですが，入院した方がいいんでしょうか？」と質問があった．

病態的には経口摂取不良に伴う脱水で状況失神に至ったとの判断であり，経口摂取不良ならば入院も必要になってきます．しかし果たして，入院して点滴することが患者さんにとってよいことなのでしょうか？

[step 1] 誰の不安・心配？ 何に対する不安・心配？

膵臓がん終末期で通院困難のため訪問診療が導入されています．残された時間を「どこで・誰と過ごすのか」ということについては，個人の死生観や価値観で答えは異なってきます．上記のやりとりにおいて，妻は衰弱してきて経口摂取もままならない患者さんの様子を見て，かつ失神してしまったことから本当に家で過ごしていてよいのかどうかを心配しています．娘は，弟家族つまり患者さんの息子一家が年末年始に帰省してくるのを本人が楽しみにしていたため，その願いを叶えてあげたいという想いをもっており，また患者さんが落ち込んでしまうのではないかということを心配しています．本人はどうしたいのでしょうか．

[step 2] それは入院で解決可能な不安・心配なのか？

経口摂取不良＝点滴が必要，という考えが正しいときもありますが，これはあくまで点滴することで回復が見込めて自力経口摂取ができるようになるということが前提の行為です．また，点滴する＝入院が必要，というわけでもありません．外来診療や訪問診療で点滴を行うことも可能です．患者さんに話を聞くと，徐々に自分が弱っていくことも自覚しており「最期」が近づいていると認識していました．「息子や孫と一緒に年越しできるのを楽しみにはしているが，ずっとそばにいてくれた妻に心配や気苦労をかけたくないから入院した方がよければ入院します」と，妻を気にかけていました．

[step 3] 今後の見通しや道筋を示す

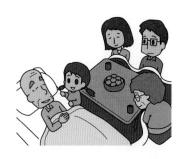

入院したからといって膵臓がんが治るわけではなく経口摂取量が劇的に回復するわけでもないため，また同じように失神してしまうことは予測されましたが，患者さん・妻・娘それぞれの想いを聴取したうえで，総合的に判断すると入院が必須な状況ではないことを説明しました．3者の想いをつなぐ役目を果たし，最終的に自宅へ帰ることとなりました．

帰宅させるにあたって，経口摂取不良により脱水になり立ちくらみを起こしやすいため，トイレなどは付き添ってあげてほしいこと，病気により体の状態は徐々に悪くなっていってしまい体力も落ちてしまうので無理して動かなくてよいこと，そして，食べられるものや食べたいものを食べて，家族と楽しい時間を過ごしてくださいね，とお伝えしました．また，そのような方針決定になったことと臨時訪問などを含めた訪問診療での対応のお願いを，紹介状として記載しお渡ししました．そして，妻と娘へ，本人と最期をどこで過ごしたいのかということについて話をしてみてくださいね，訪問診療の先生にも相談に乗ってもらえるように紹介状に書いておきました，と一言付け足しました．

ここがピットフォール

患者さんの意向は最優先事項ではあるが，共に暮らすご家族の想いにも耳を傾ける必要がある．患者さんを支えるのはご家族だからである．なかには，もう十分家で一緒に過ごせたので，あとは本人が辛くないように病院で苦痛をとってあげてほしいという選択に至るご家族もいる．

Dispositionのポイント

入院でできること・できないこと，自宅でもできること・自宅ではできないこと，を整理してみる．そしてメリットとデメリットを考え患者さん・ご家族とともに方針を共有する．さらに医師は，"絶対的に"入院が必要なのかを判断し，入院を要するような身体的状況でも自宅で過ごすことが許容されるのであればそれができるような環境（訪問診療やご家族の覚悟の促し）を整えるサポートを行い，患者さん・ご家族の決断を支持する．人生の最期を迎えようとしている患者さん・ご家族への対応については"これが正解"というものはない．"柔軟さ"が大事である．

4 「プラスα」の対応

患者さんやご家族の不安・心配に対応する際，押さえておきたい「プラスα」のポイントを紹介します．

1)「不安障害」の可能性

不安や心配は度が過ぎればそれは「不安障害」かもしれません．不安障害は不安・心配で日常生活に支障をきたしている状態をいいます．

2) そもそも「不安・心配」にどうやって気づくのか

　私は説明の最後に「聞いておきたいことなどないですか？」と聞くようにしています．相手の仕草や表情に注目するのも1つです．話しやすい雰囲気づくりも大事であり，私はあなたの力になりたいです，味方ですよという気持ちが伝わるような姿勢で向き合うことがポイントです．救急外来では一期一会の関係がほとんどであり，短時間でラポール形成を行うのは大変ですが，そのことを意識して相手と向き合っていくことが重要です．

　どうしてそこまでこだわるのかというと，救急外来は医療訴訟の多い現場であり，訴訟のきっかけはクレームで，そのクレームの芽は実は些細な不安・心配であり，その積み重ねでクレームになっているからです．医療安全やクレーム対策においても，不安や心配を粗末に扱わないことが大事であることを頭の片隅に置いておきましょう．

3) 気にかけるべきは患者さんや患者さんのそばにいる人だけか？

　自宅独居で息子娘らが近くにいない高齢者もいます．本人が大丈夫，と言ったとしても，安全に自宅療養できるように"あえて"家族に電話をして，受診していることや本人の状況，今後の方針についてご報告します．例えば，転倒して受診し頭部打撲と挫創で外来通院とした場合や，発熱で受診して肺炎の診断で抗菌薬を処方した場合，患者さんへの説明だけでよいのでしょうか？帰宅後，自宅で具合が悪くなって動けなくなってしまう可能性も否定できません．それも考慮すると，患者さんの key person へも状況を知らせることは重要です．本人を電話で気にかけてもらったり，様子をみに行ってもらったりしてもらうよう家族へ依頼します．場合によっては，ケアマネジャーや後見人，役所の担当者も key person となることがあります．

4) その説明，きちんと伝わっていますか？

　大前提として，医療者とそうでない患者さん・ご家族との「知識の差」は大きいです．説明が理解できていないことで，後々その感情が不安と心配を助長してしまうことがあります．医学用語を使い淡々と説明すると，患者さんやご家族には"外国語"に聞こえていたりします．理解できていないけど，聞き返しづらい，とりあえず「わかりました」と言ってしまう，ということはよくあります．丁寧に説明したつもりでも"聞き慣れない言葉"があると，聞き手の頭のなかは混乱していたりもします．「抗菌薬」は聞きなれないけど「抗生物質」や「抗生剤」は聞いたことがある，という現象も起こります．医療者ではない方が"イメージしやすい"表現と言葉を使うように心がけておきましょう（表）．そして，話の最後に，「聞いておきたいことやわからなかったことなどないですか？」と声掛けしてみましょう．

表 イメージしやすい表現への言い替え例

聞き慣れない言葉		伝わりやすい表現
失神	→	気を失う
打撲	→	うちみ
虫垂炎	→	いわゆる盲腸
疼痛	→	痛み
胸骨圧迫	→	心臓マッサージ
ER	→	Emergency Room の略 救急外来のこと
ショック	→	血圧低下やその前段階 血圧が下がるような重症の状態
細菌感染症	→	バイ菌の感染症 抗生物質が必要な感染症
尿路感染症	→	おしっこの感染症

■ おわりに

　救急外来は「不安と心配」で溢れています．辛い思いをしている患者さんやその患者さんを心配するご家族にとっては，"非日常"だからです．普段なら，落ち着いているときなら，届く言葉も届きにくく，記憶に残りにくい状況であることがほとんどです．だからこそ，ちょっとした気遣いの言葉や気持ちが患者さんやそのご家族へ響くことも多いです．

　数年前からAI（artificial intelligence：人工知能）が医療の現場にも進出してきています．AIに取って代わられる医者はどんな人だろうか？と考えたことがありました．私は，不安と心配に襲われている人を癒すことはAIにはできないと思っています．人の気持ちに気づけるのは人であり，その人に温かい言葉をかけられるのも人であり，困りごとを抱えた人に向き合えるのも人なのです．私はそう信じて，目の前の患者さんに向き合っていきます．

Profile

佐々木弥生（Yayoi Sasaki）

湘南鎌倉総合病院【湘南ER】
初期研修・専攻医研修も同院で行い現在はスタッフとして所属．どんな症状や訴えでも困った人に向き合えるようになりたいと思う一方，AIに取って代わられてしまう医師はどんな存在だろう？と考えつつ，湘南ERのモットー「"Anyone, Anything, Anytime." いつでも誰にでも最善を尽くす医療を」を大事に，生き残れる医師になれるよう研鑽中！

【各論：症例をもとにDispositionを考える】

小児

こどもをまもる方針決定

河上哲朗

① 検査で異常がなくても，救急外来での評価・介入後も生理学的異常が持続すれば原則入院させる

② 所見の有無に迷ったら予後を意識する

③ 帰宅時は無理に診断名をつけることより，ホームケアと再診指示を伝えることを重視する

■ はじめに

　　こどもの救急外来のDisposition決定は，「帰してはいけない患者」を複数の網をくり返し使って拾い上げるイメージです．明らかな重症例と軽症例の対応にはあまり迷いませんが，ここでは初期研修医が困りがちな，週末夜間に初診外来の診察室で経験する3症例をもとに，小児救急のポイントをお伝えします．

1 いま「危険なサイン」がないかをみる

症例1

　1歳男児：発熱．
　2〜3日前から鼻水と咳があったが元気に過ごしていた．今朝から不機嫌で，離乳食はいやがって食べず，ミルクは飲むが咳き込んで吐く．夜間に38℃の発熱があり受診した．

　　予後を悪化させないことは救急医療の最も重要な役割です．まず注目する第一のポイントが「ABCとバイタルサイン」です（図1）．PALS（Pediatric Advanced Life Support：

小児二次救命処置法）などを含む救急初期診療ではよく生理学的評価・ABCDEアプローチが登場しますが，なぜ重要なのでしょうか．生理学的異常は，何もせずにいれば徐々に進行し，いずれ死に至る可能性がある状態です．すべての子どもを診るときに，主訴や受診理由とは別に，いま，危険が迫っていないか？ を確認しましょう[1].

 ここがポイント
> 主訴・受診理由と別に，生理学的異常がないかを確認する．

とはいえ，実際の診察では，書籍にあるようにスムーズに評価できないこともあります．

症例1のつづき

> 診察室に入るなり泣き，聴診に抵抗して咳き込み嘔吐し，うまく診察もできない．呼吸数は50回/分，心拍数は160回/分程度ありそうだけれど，泣いているし，熱も出ているせいかもしれないなぁ，こどもを泣かせてしまい，不安げな母からの視線も痛い…．診察を終えて採血してから考えようか….

このような「危険なサインの評価すらできていない状況」にならないためのコツをお伝えします．

1） 診察は待合室からはじまっている！

できるだけこどもの立場に立ち，泣かせないよう努力しましょう．こどもは乳児期後半に人見知りがはじまり，母子分離に不安を覚える幼児期までは，見知らぬ人や空間に恐怖を覚え，診察室で医師の姿を見るだけで恐怖は急激に高まります．ぱっと見で判断する初期評価のためには，患児を呼び入れる前，または呼び出したときに診察室のドアを開け，入ってくる前の様子を観察しましょう．そして，明らかにぐったりして蘇生が必要，という状況でなければすぐに近づかずに全身状態を観察しましょう．

これをふまえて，**症例1**の患児への対応を考えてみます．

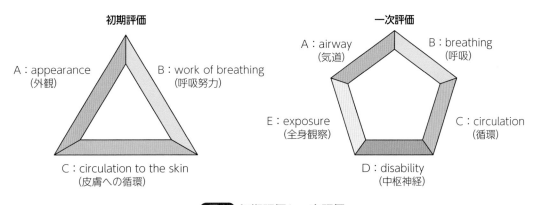

図1 初期評価と一次評価
文献2を参考に作成．

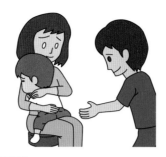

図2 こどもが安心しやすい姿勢

呼び出し後，ドアを開けて待合室を見ると，荷物を持ってこちらに向かってくる親子がいます．患児は母に抱かれて，頭を母の胸にもたせかけています．入室すると，机の上に出しておいたおもちゃを見ますが，手を伸ばして遊ぼうとはしません．呼吸は浅く速くみえます．皮膚の血色はよさそうです．ぱっと見た初期評価からは活気が低下していて，呼吸努力があるかもしれません．

ここまで見ると，詳細な生理学的評価が必要だ，ということがわかります．

2) できるだけ保護者と引き離さない

患児は診察室に入ると不安げになることが多いです．まずは，保護者から引き離さずに少し病歴を聴きながら患児を環境に慣らします．自己紹介，患者確認をすませ，保護者から主訴・受診理由を含む話を聞き，「熱が出て受診されたんですね，まずは明らかな危険なサインがないかを診ていきます．いくつかお母さんの協力が必要なのでよろしくお願いします．はじめはそのままの姿勢（図2）でかまいません」など，前置きをして診察に入るとよいです．

症例1の患児を診察してみましょう．気道は開通していそうですが，口を開けて鼻をふがふがさせ，鼻汁鼻閉があります．泣かせないように母から引き離さず，シャツを上げてもらい，胸の動きを後ろから観察します．明らかに肋間の陥没が見えています．呼吸数は50〜54回/分程度と上昇しています．聴診ではrhonchiを聴取し，呼吸努力のわりに呼吸音が小さく感じます．左右差はありません．顔，背部，手足の血色はよさそうです．向きを変えて前胸部から診察をします．肋骨弓下，肋間から胸骨上まで陥没呼吸があります．心雑音やギャロップはありません．脈は中枢も末梢もよく触知し，CRTは手指で1秒，足趾で2秒です．末梢冷感や網状皮斑はありません．自発開眼しており母にしっかり抱きついていますが，おもちゃを見せても遊ぼうとはしません．体温は39.5℃で，紫斑や外傷痕はみられません．

3) 生理学的異常は「悪化の前徴」と捉えて評価介入する

明らかな呼吸努力があり，介入が必要です．診察室から酸素配管やモニタのある部屋へ移動します．鼻腔吸引しましたが呼吸努力は続き，SpO_2（室内気）は94〜96％と変動がありますが，ときおり咳き込むと低下し90〜92％となることがあります．採血では異常

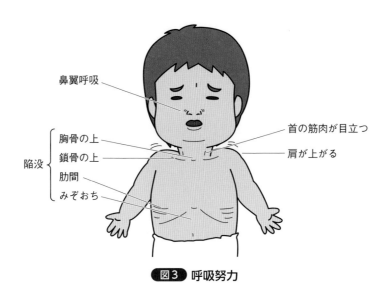

図3 呼吸努力

なし，X線では肺野の透過性がやや亢進し，迅速ウイルス検査ではRSウイルスが陽性になりました．急性細気管支炎として入院し，夜間に呼吸状態が悪化して集中治療室での管理となりました．

> 🔺 **ここがピットフォール**
> 検査値の異常がなくてもABC異常があれば集中治療を要する場合がある！

　2歳未満の呼吸は主に横隔膜で行われ，胸郭運動による呼吸努力は成人に比べて疲労が起こりやすいといわれています．つまり，いまSpO$_2$が下がっていなくても，呼吸努力が明らかであれば，いずれ呼吸不全に至る可能性があります．明らかな呼吸努力のある児は外来での介入で改善がなければ入院させましょう．呼吸努力の評価には視診が重要で，特に言葉で症状を訴えられない乳幼児の診察では決して省略せず必ず衣類をめくる，脱がせるなどして観察しましょう．診察の得意な上級医とともに一次評価をする，動画資料を参考にするなどで意識的に訓練することを勧めます（図3）．

2 こどもの数日続く発熱

　さて，次に即時介入を要する生理学的異常がない発熱についてみていきます．同じ発熱をきっかけに受診したこどもでも，次の場合はどうでしょうか．

症例2

　1歳男児：発熱．
　3〜4日前から38〜39℃台の発熱があった．発熱初日に近医を受診し，かぜでしょうと言われ，そのうちよくなると思って様子をみていた．食事量は普段の半分程度，水分はよく摂れている．不機嫌であまり遊ばない．熱が続くため受診した．

初期評価・一次評価に問題がなければ，症候や病態から想定される原因別に方針を考えます．こどもで数日熱が続く，といえば川崎病を考えますが，実臨床では所見の有無に迷うことがあります．

症例2のつづき

初期評価・一次評価には問題がなさそうだ．眼球結膜はあまり赤くないが，辺縁は少し赤く見える．また，口唇もやや赤く見える．しかし，母からみると目も口も普段とあまり変わりないと思うとのこと．両側の頸部リンパ節は複数集簇して腫れているようだ．体幹の発疹はない．手足の末端変化はない．BCG接種痕はぼんやりと赤みがある．

● 所見の有無に迷ったら予後を意識して判断する

川崎病は日本の小児科医にとって非常にコモンですが，pitfall も多い疾患です．診断基準は臨床所見で判断し，リンパ節と発熱以外は視診（図4）によるため「所見があるのかないのか」と判断に迷うときがあります．しかし，入院か帰宅か，という判断にはあまり困りません．**川崎病の診療で重要なことは，所見があるかないか決めることよりも，川崎病だった場合の冠動脈病変を予防すること**だからです．冠動脈病変は心筋梗塞，狭心症などによる生命・機能予後両方に影響する重大な後遺症なので，できる限り拾い上げたいわけです．迷ったら所見があると考えて小児科と情報共有し，冠動脈病変の評価，ほかの鑑別疾患の検討，入院または翌日再診などで経時的評価を行うことを勧めます．冠動脈病変があれば主要症状が3つでも不全型川崎病と診断され治療が行われます．

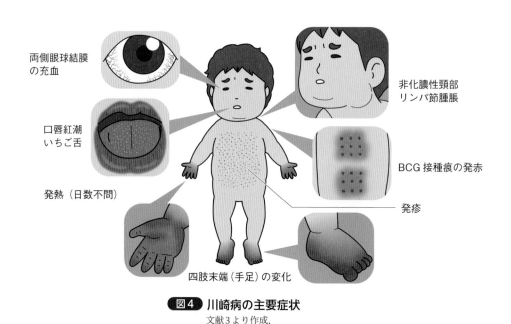

両側眼球結膜
の充血

非化膿性頸部
リンパ節腫脹

口唇紅潮
いちご舌

BCG接種痕の発赤

発熱（日数不問）

発疹

四肢末端（手足）の変化

図4 川崎病の主要症状
文献3より作成.

3 こどもはとっても元気だけど…

症例3

1歳男児 発熱.

数週間前から鼻水が出ていた. 患児は元気そうで, 食欲もあり機嫌よく遊んでいたので様子をみていたが, 夜に検温すると37.6℃あり心配になり受診した.

時間は夜中の2時, 来院時の体温は36.3℃. 入室時から機嫌はよく, 診察室にあるいろいろなものを指差して声を上げている. 初期評価, 一次評価, 系統的な診察でも異常はない. 本日は帰宅できそうだ, という旨を伝えると, 母は浮かない顔で心配そうにしている. 「検査はいりませんか？ お薬はどうですか？」と聞いてくる.

1) 帰宅とは診療のバトンを保護者に渡すこと

患児を帰宅可能と判断する条件を考えてみます. 生理学的異常やred flagsのように帰してはいけない理由はたくさんありますが, 初診の短い評価をもとに, このあと必ず治ります, とは言い切れません. 診察時に帰してはいけない要素がないことは, その後も悪化しないことを保証しません. というわけで, 帰してはいけない要素がないことを丁寧に確認した後, 自宅でのケアと観察するポイント, 再診指示を含む説明をし, 保護者に診療のバトンを引き継ぐことが必要になります.

> **バトンを渡す言葉の例**
>
> 「今日の診察では, いま危険なサインがないことがわかりました. 検査や点滴は必要ありませんが, 自然とよくなっていくかどうか, おうちで経過をみるポイントをお伝えします. 子どもの生活の基本である『くう（飲食）／ねる（睡眠）／あそぶ／だす（尿便）』ができていたら症状がよくなるまで乗り越えられることが多いですが, いずれかに支障があり, 症状が悪化する, またはよくならないときには再診してください. （…続いて病歴・診察から推定される病態に応じた具体的な経過予測, ホームケア, 状況に応じた再診タイミングを伝える）」

症候・病態別の詳しい説明については個別に学ぶ必要があるため, 興味をもたれた方はぜひ参考文献もお読みください.

2) 説明の前に, 保護者をねぎらい, ニーズを聞こう

コロナ禍を経て, コンビニ受診が非常に少なくなった現在, 時間外受診をするこどもと保護者には「そのとき来なければならなかった理由」があります. いま拾い上げられる危険がないか自信をもって確認ができたら, こどもを連れてきてくれた保護者をねぎらい, どんなことが気がかりか問いかけましょう. 言いにくいことでも聞いてくれる, と思ってもらえたら, こちらの説明もスムーズに受け入れてくれます. 軽症診療では説明が大切ですが, 伝える前に傾聴し, ニーズを引き出すことがもっと大切です. 患児も家族も笑顔で帰れるように工夫していくと, 夜間の軽症診療も楽しめるようになります.

保護者の不安に共感を示し，受診のタイミングを批判せず，本日の診察で最も重要な「危険なサインの有無を確認した」ことを伝える．そして，連れてきてくれたことをねぎらう．このような対応でラポール形成ができれば，適切な再受診のタイミングについての説明も受け入れられやすくなります．

▨ 引用文献

1）Topjian AA, et al：Part 4：Pediatric Basic and Advanced Life Support: 2020 American Heart Association Guidelines for Cardiopulmonary Resuscitation and Emergency Cardiovascular Care. Circulation, 142：S469-S523, 2020（PMID：33081526）

2）「PALS プロバイダーマニュアル AHA ガイドライン 2020 準拠」（American Heart Association/ 著），シナジー，2021

3）日本川崎病学会，他：川崎病（MLCS，小児急性熱性皮膚粘膜リンパ節症候群）診断の手引き 第6版．2019 https://jskd.jp/wp-content/uploads/2022/10/tebiki201906.pdf

▨ 参考文献・もっと学びたい人のために

1）「帰してはいけない小児外来患者2 子どもの症状別 診断へのアプローチ」（東京都立小児総合医療センター/ 編，本田雅敬，他 / 編集代表），医学書院，2018

2）「小児科診療 Vol.81 No.11 特集：今さら聞けない？ 小児救急の総復習」（伊原崇晃，井上信明 / 編），診断と治療社，2018

3）「HAPPY！こどものみかた 第2版」（笠井正志，他 / 編著），日本医事新報社，2016

4）伊藤健太：小児で「かぜ？」と思ったら ～診療を楽しもう！ レジデントノート，24：2241-2247，2022

Profile

河上哲朗（Tetsuro Kawakami）

東京都立小児総合医療センター 総合診療科
子どもの未来にかかわる仕事をしたいと思い，研修で救急を好きになり，初期から救急科後期研修まで【湘南ER】を経験し，現在は都立小児総合医療センターで小児科の後期研修中です．最近は一般小児科を網羅的に学んでいますが，特に稀な緊急重症病態，シミュレーション教育と質改善研究に興味があります．

特集関連バックナンバーのご紹介

2022年8月号 (Vol.24 No.7)

めまい診療
根拠をもって対応できる！

"何となく"を解消！ 救急でよく出合う疾患の診断ポイントと
原因を意識した処置、フォロー・再発予防

坂本 壮／編

□ 定価 2,200円(本体 2,000円＋税10%)　□ ISBN 978-4-7581-1683-1

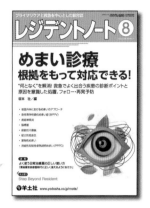

読者の声

● 「身体所見や病歴聴取，検査前確率を考慮した検査オーダーなど，めまい診療をブラッシュアップするのにとても役立つ内容が盛りだくさんでした」
● 「BPPVと前庭神経炎の鑑別など，陥ってしまっていたピットフォールがいくつも記載されていて，自分の誤って理解していた部分に気づけました」

2022年6月号 (Vol.24 No.4)

明日起こりうる急変対応
リーダーはあなた！

蘇生時の動き方、各病態への介入、薬剤の使い方、スタッフへの指示など
必ず身につけておきたい立ち回り、教えます

溝辺倫子／編

□ 定価 2,200円(本体 2,000円＋税10%)　□ ISBN 978-4-7581-1680-0

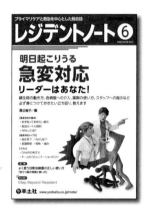

読者の声

● 「項目ごとに症例提示があったので，自分でも推論を立てながら読むことができてとてもよかったです」
● 「図表に見やすくまとめられていたり，スコアリング・語呂合わせ等も複数紹介されているのが理解しやすくありがたかったです」

2018年6月号 (Vol.20 No.4)

夜間外来の
薬の使い分け

患者さんの今夜を癒し明日へつなぐ、超具体的な処方例

薬師寺泰匡／編

□ 定価 2,200円(本体 2,000円＋税10%)　□ ISBN 978-4-7581-1608-4

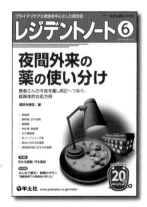

読者の声

● 「夜間の処方は分野によっては経験的になっているところもあり，よい学習機会になりました」
● 「『夜間の肺炎治療』など，実践的なtipsがいたるところに盛り込まれており非常に参考になりました」

詳細は レジデントノート HPで！　最新情報もチェック ▶

f **residentnote**
🐦 **@Yodosha_RN**

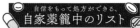
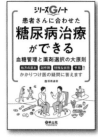
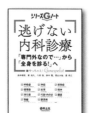

若手医師の進路選択
～基本19領域の専攻医からのメッセージ～

編 集 　大塚勇輝（岡山大学病院 総合内科・総合診療科）
　　　　　山本晴香（高槻赤十字病院　呼吸器内科）

企画にあたって

　卒後6年目となる私たち自身の研修医時代を振り返ると，専門診療科への進路選択や将来のキャリアについてよく悩んでいました．

　2018年から新専門医制度下での各科の基本領域研修が開始され5年が経過していますが，いまだ混沌とした変遷期にあります．「何科に進むか」，「入局するかどうか」，「どういった病院に就職すべきか」などと悩む若者にとって参考になる情報源はまだ乏しく，各科の専攻医の実状はベールに包まれているのが現状と思います．加えて専門研修の期間は，結婚，妊娠・出産などといったライフイベントや，出身大学に関係した義務年限などとも重なる時期であり，多くの医学生・研修医が将来について疑問や不安を抱えているのではないでしょうか．

　この特別企画では，大塚・山本の2人の知り合いの6年目医師となる先生方のなかから基本19領域各1人ずつ，できるだけ偏りなくバラエティーに富むようにお声掛けさせていただき，それぞれの診療科の特徴や進路選択に秘められた想いについて執筆いただき，後輩医師へのメッセージとしてもらいました．2号にわたって，少しでも皆さまの進路選択の助けになれれば幸いです．

1 内科専攻

ライフイベントを乗り越えつつ
ダブルボードに挑戦

鈴木真紀 (Maki Suzuki) 隠岐病院 総合診療科（執筆時）

経歴		プライベート
2012年3月	島根県立益田高等学校 卒業	2020年1月　入籍
2018年3月	自治医科大学 卒業	2022年7月〜2023年1月　産前後休・育休
2020年3月	島根県立中央病院 初期研修 修了	2022年9月　第一子出産
2020年4月	国立病院機構 栃木医療センター 内科専攻医	2023年2月　時短勤務（週3）
2021年4月	隠岐病院 総合診療科	2023年3月　フルタイム復帰
2023年4月	島根県立中央病院 総合診療プログラム所属予定	趣味：写真を撮ること，旅行，美味しいものを食べること

❖ 内科に進んでから思う，総診プログラムとの違い

　島根県の自治医大生に求められるのは地域のニーズを満たす内科医になること，ですので，内科プログラムと総合診療プログラム，どちらに乗るかとても迷いました．私が専門研修を選んだ年は，新専門医制度のもと総合診療プログラムが開始して3年目でした．周囲には総合診療プログラムと総合内科としての内科プログラムの違いについて説明できる人はおらず，「内科は潰しが効く」というふんわりとした返答が返ってきていましたので，当時の自分もそんな理由で内科を選びました．この選択には自治医大卒業生という特殊な境遇は間違いなく影響していました．その土地のニーズを満たす「総合診療医」として働くには，どちらのプログラムに乗ってもやることは一緒だったので「潰しの効く」内科プログラムを選びました．

　わからないまま内科プログラムを開始しました．3年目に研修をした栃木医療センターは，内科・総合診療プログラムいずれの専攻医も総合内科医として院内では同じ仕事をしていました．そんな環境において両者の違いは，求められる提出物と，その提出物から学べることでした．それがわかった今，明確にいえるのは（月並みですが）「自分がどんな医師になりたいか」を基準に専攻を選ぶべきということです．

　私の今後の展望が少しでもお役に立てばと，例示します．私の将来の目標は①地域でも世界標準の医療をすること，②「助ける」より「支える」医療がしたいこと，③地域や病院をよりよくしていきたいことです．①のために，キャリアの早い段階でJ-OSLER（日本内科学会の専攻医登録評価システム）による医学的な知識や文章作成能力を鍛えられたことはよい選択でした．一方，②③のためには今後患者さんを深く理解し，最善の選択をサポートする能力や，チームをつくり組織を動かすリーダーシップを発揮する能力を特に鍛えたいと思っています．総合診療プログラムで提出が求められるポートフォリオは家庭医療学的な知識等をもとに実践し，内省することが求められるため，自分の求めている能力について振り返りながら学び深められるのではないかと期待しました．このような考えから，2023年度から総合診療プログラムのダブルボードに挑むことにしました．

❖ 僻地・離島勤務で医師として成長した医師4年目

　本稿執筆時点は，島根県の隠岐の島に赴任していました．人口1.3万人，赴任していた病院はこの島唯一の入院施設です．隠岐病院では外来・入院業務や内視鏡，化学療法等々を行うかたわら，終末期患者や難病

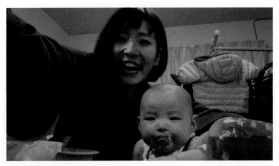

図● 子どもといっしょに
離乳食に奮闘. 机は常におかゆまみれです.

患者の訪問診療なども行っています. 島の特徴は, とにかく人がよいことです. 大雪で駐車場に入れなくなったときは, 颯爽と知り合いが重機をもって現れ, 助けてくれるほどでした. サザエや魚の差し入れもしばしばいただきます. 医師4年目に赴任するにはフィールドが広すぎ, 肩に乗る主治医の責任は重く, 大変過酷な土地ではありましたが, 赴任して本当によかったと思っています. 開業医の高齢化も進んでいるため, 入院の後は（良いか悪いか）開業医に紹介することなく外来へつなぎます. 継続的に少しずつ患者さん本人の人となりや価値観, ご家族との様子を垣間見るうちに, その患者さんが大切になっていき, 本当の意味でその人全体を診るという感覚を身につけることができました. オンラインの学習ツールが多くなったことも, 地域に出るうえではアドバンテージでした.

妊娠・出産を経験した医師5年目

医師2年目に結婚し, 栃木で大学勤務をしていた4つ年上の夫とは多くの時間を離れて過ごしました. そして医師5年目の秋に出産しました. 感じ方は人によってさまざまですが, 私は妊娠中からすでに予想以上に大変だと感じていました. 妊娠中はすべてのやる気をなくし, パフォーマンスが落ち, 睡眠時間が1日12時間にもおよびました. 子どもが生まれ, これで仕事ができると張り切っていても, 5分ごとに子どもからの"呼び出し"があり, 自分のやりたい仕事の3割程度, もとい日常生活もままならない状態でした. 特に2023年2月, 子どもが5カ月のタイミングで, 私

は島根の離島勤務に戻り, 夫は栃木で大学勤務・大学院在学を続けていたので, 2カ月間1人で子育てをしながら時短復帰をしました. 生活を守ることで精一杯の日々でした. さらに, これが最も大きなことなのですが, 誰かが子どもを見ていないといけないので, 夫と時間をシェアする必要がありました. 私が懇親会に行くということは, 夫がほかの仕事を一切できないということであり, 夫が大学院の実験をするということは, 私が講習会やWebミーティングに出られないということでした. 現在の私も, 読者の皆さんと同様にタスクもやりたいことも山積みですが, 子育てをしながらではやる気に関係なく本当にできなくなりました. 一度, 何もできないことに不満が爆発して夫と話し合いもしましたが, 結局は優先順位をつけるしかないという結論になりました. わが家では, 来年は夫の博士号取得を最優先として, 私の仕事はセーブします. おそらくその次年度は私のポートフォリオや学位論文を優先することになるだろうと思います. そうやってお互いが納得できる場所を探しながら過ごしていくしかないと, 学びながらの日々です. もちろん子育ては悪い面ばかりではなく良い面が多く, 子どもはそれはそれは愛おしい存在です（図）. 制約もありますが, 大切な存在をもつという人生の深みを味わうことができています.

読者へのメッセージ

専攻を選ぶことは今後の将来像を描くことです. 選ぶ辛さはありますが, 自分と向き合う大切な時間ですので, よく考え, 迷い結論を出してください. また, 女性医師にも男性医師にもいえることですが, 妊娠・出産・子育て中は「できる」と思ったことが驚くほどできません. それが普通です, 焦らず, 比べず, じっくり進みましょう. 少しずつでもちゃんと成長できています.

総合診療の"専門"研修って？

八嶌　駿 (Shun Yashima) 北海道家庭医療学センター 若草ファミリークリニック

経歴		プライベート
2011年3月	私立東大寺学園高等学校 卒業	
2018年3月	大阪医科大学（現 大阪医科薬科大学）卒業	趣味：弓道，クルマ，バイク
2020年3月	市立奈良病院　初期研修修了	
2020年4月	北海道家庭医療学センター入職 家庭医療学専門医コース／総合診療専門医コース 専攻医	
2020年4月	帯広協会病院 総合診療科 勤務	
2022年3月	更別村国民健康保険診療所 勤務	
2022年8月	日本プライマリ・ケア連合学会専攻医部会代表	

はじめに

今回のテーマは若手医師の進路選択ということですが，読者の皆様の周りには総合診療医や家庭医という医師はいらっしゃるでしょうか．そういう名称は聞いたことがある，くらいの人が多いでしょうか．私は現在，北海道十勝地方の更別村という村の診療所で仕事をしています．僻地の村のお医者さんというと，なんとなく総合診療と聞いてイメージされやすい現場ではないかと思います．しかし私自身は関西出身で北海道は地元でなく，実は僻地医療がやりたかったわけでもありません．

私の父は内科開業医で町医者です．初期研修医のとき，なんとなく父と同じような仕事をしたいと思っていた私には2つの選択肢がありました．内科に進むか，総合診療科に進むかです．

なぜ総合診療なのか

なぜ私が総合診療専門研修の道をあえて選んだのか．それは一言で言うならば，「総合診療の，特に家庭医療学の"専門性"に惹かれたから」です．「え，ジェネラルが売りの総合診療に専門性？」と思われる方もいるかもしれません．よく誤解されますが，総合診療医は各臓器別専門医の対義語として定義されるものでは

なく，ましてや「なんでもない科」ではありません．

確かに，総合診療医はその診療においてさまざまな診療科が専門とする健康問題を広く取り扱いますが，各専門科ほど高度な精査や治療ができるわけではありません．しかし総合診療医は健康問題に限らず，患者さんの心理的な問題や，家族の問題，社会的な問題をも取り扱います．ときには患者さん自身も何が問題かわかっていない，とても混沌とした状況に対応しないとならないことすらあります．

例えば病棟で新型コロナ肺炎のおじいさんを診療しながら，自宅に一人残された認知症の奥さんを往診し，外来では遠方から介護にやってきた娘さんの介護疲れの相談に乗る．この家族に，院内や地域の多職種と連携して対応していく．これは誰にでもできることではないでしょう．そのような能力はまさに総合診療医の専門性といえる事柄なのです．ただ，もしかするとこのような例え話では不十分かもしれません．なぜなら総合診療の専門性が発揮される場面は患者さんの個別性に大きく影響を受けるため，一般化した記述がしにくいですし，一般化する際に削ぎ落とされる部分にこそ私たちが重要と考えることが含まれるからです．月並みな表現ですが，簡単にいえば「目の前の患者さんの専門医」になるのです．

❖ ではどうしてわざわざ北海道まで？

　前節に書いたような総合診療医の仕事の学術的基盤の1つに家庭医療学というものがあります．病気ではなく「その人」を診るということがこの半世紀にわたり研究され1つの学問となっているのです．私が研修先にあえて北海道を選んだ理由は，家庭医療学を学んだ指導医にこの言語化しにくい"わざ"を教わることができる歴史あるプログラムと出会ったからでした．私の所属する北海道家庭医療学センターは，日本で家庭医療という言葉がまだ一般的でなかった頃からカナダの大学で家庭医療学を学んだ先生方を中心に「良質な家庭医の養成」をそのミッションの1つにあげて，家庭医療の実践や教育を20年以上行っています．初期研修医の自分にとって，理念や概念だけでなく持続的な実践を伴った家庭医療の専門家集団はとても魅力的だったのでした．

❖ 総合診療専攻医の研修

　皆さんは総合診療の研修と聞いても何をするのか，イメージはもちにくいでしょう．先述したとおり総合診療医はいわゆる「病気」だけを診ればいいものではありません．しかし取り扱う問題は不確実で個別性に富んでいます．つまり教科書通りにはいかないことばかりと言ってもよいでしょう．そのため，さまざまな経験を糧に，指導医との振り返りを通して自身で必要な能力を「学習」するのです（図1）．これを「省察的実践」（図2）といい，その証として**ポートフォリオ**を作成します．これが研修の根幹となり，専門医取得のためには全部で20の領域についてポートフォリオを作成する必要があります．日本専門医機構は総合診療に関わる基本領域学会を設定していませんが，総合診療系各学会（日本プライマリ・ケア連合学会，日本病院総合診療医学会，日本地域医療学会）はそれぞれ連携をしていますし，すでに指導医がさまざまなセッティングで活躍しています．私が代表を務めますJPCA専攻医部会では家庭医あるいは病院総合医をめざす専攻医が全国的な集団を形成していますし，Genelink[1]という学会横断的なつながりをつくる活動もあります．指導面ではほぼ不安はないといえるでしょう．

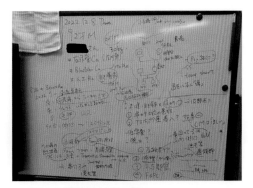

図1 ● 振り返りの一例
指導医と症例を振り返った際の記録．

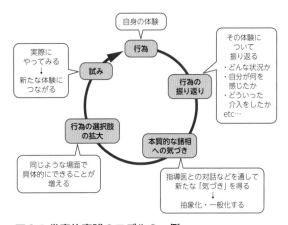

図2 ● 省察的実践のモデルの一例
KorthagenのALACTモデルをもとに筆者作成．

❖ 読者へのメッセージ

　あなたがもし「人」を診ることに興味があり，「人」について深く知りたいと思うのであれば，これほどおもしろい仕事はありません．コロナ禍を経て総合診療医への社会的なニーズや期待も高まっています．より詳しいことはWebページ[2]でも紹介していますが，百聞は一見にしかず，ぜひ一度総合診療医の仕事を見に来てください．

◆ **引用文献**

1）日本プライマリ・ケア連合学会：合同キャリア・サポートチーム「Genelink」発足．
　https://www.primarycare-japan.com/files/news/news-211-1.pdf
2）日本プライマリ・ケア連合学会：総合診療医という選択．
　http://sogoshinryo.jp/

アラサーから外科専攻へ

酒井亮裕（Akihiro Sakai）沖縄県立宮古病院 一般外科

経歴		プライベート	
2005年	芝浦工業大学高等学校（現・芝浦工業大学附属中学高等学校）卒業		
2009年	米国・州立ネブラスカ大学カーニー校 卒業		
2009〜2012年	トレーナー活動等		
2013年4月	琉球大学 医学部 学士編入	2014年	結婚
2018年3月	琉球大学 医学部 卒業	2016年	長男誕生
2018年4月	沖縄県立中部病院 初期研修		
2020年	沖縄県立中部病院 外科専門研修開始	2020年	次男誕生
2022年	沖縄県立宮古病院 一般外科	2022年	長女誕生

医学部編入まで

私は中学受験をして中高一貫の学校に入学し，高校3年生の夏休みまでテニス漬けの毎日を過ごしていました．夏休みの終わりの全国模試ではとんでもない偏差値（低い方）を叩き出し，大学受験なんて考えられないような成績でした．しかし，そんな私にも将来はスポーツ選手のサポートをする仕事がしてみたいという夢がありました．そこで調べてみるとアスレティックトレーナーという職業があり，アメリカでは国家資格にまでなっていることを知り渡米を決意，なんとか卒業後すぐに渡米しアメリカの州立大学に入学することができました．アメリカの大学卒業後には無事にNational Athletic Trainers' Association（NATA）公認アスレティックトレーナーの資格を取得し日本に帰国．帰国してからはテニスのジュニア選手たちにかかわる仕事をしてきました．

今でこそ，トレーナーという存在が認知されるようになりましたが，私が帰国した当時は安定した仕事とは言えず，トレーナーがなぜ必要なのかというところから普及させないといけませんでした．日本では医者の存在が大きいため，医者が練習できないと判断すれば練習はしないでただ休むだけになってしまうことが多く，トレーナーとして歯痒い思いをしていました．せっかく資格を取得してもそれを発揮できる環境がなく，自分のやりたいことを続けていくにも将来の生活が不安になっていました．

そんなときにたまたま仕事関係で出会った方に再受験をして32歳で医師になった方がいて，再受験や学士編入試験の存在を知りました．自分が医師になることで同じように悩んでいるトレーナーをサポートでき，この悩みもなくなるのではと考え医学部を受験，無事合格し今に至ります．

専門研修

私は厳しいことで有名な沖縄県立中部病院（以下，中部病院）で初期研修を開始し，そのまま中部病院で外科専門研修に進みました．外科の専門研修をはじめるうえで悩むことはいくつかあります．そのなかでも① 外科のなかで何を専門にするか，② どこで専門研修を行うのか，この2つを取り上げたいと思います．

①と②は切り離して考えることは難しいものです．今の時代，専門性が細分化されており，手術に関してもロボットが導入されるようになるなど施設ごとの違いが大きく，どこでどのような外科医になるのかまで

イメージしないと専門性までを決めることはできないと思います。早くからロボット手術などの最先端の医療を取り入れて技術を習得していきたいと思ったらロボット手術ができる環境、つまりそれなりに都会の病院や大学病院に行く必要がありますし、国境なき医師団に入り海外で外科医をしたいと思えば、開腹手術もそれなりに経験できる地方の病院に行く必要があります。または、将来心臓血管外科医になりたいが、外科専門医をとるまでの後期研修期間は一般外科を学ぶために地方の病院に行くという選択肢もあると思います。私の場合は、「腹腔鏡はできるが開腹手術はできない」、「私は○○外科だからこの外科疾患は対応できない」というようにはなりたくないという思いがありました。いわゆる一般外科、General Surgeryに強くなりたいと思い、さまざまな外科疾患に対応し離島での外科診療まで経験できる中部病院で外科専門研修を行うことを決めました。中部病院一般外科は診療の範囲がとても広く、呼吸器、肝胆膵、上部・下部消化管、移植（肝移植・腎移植）、外傷手術（重症熱傷まで）、などすべてを担当するので、一般外科をトレーニングしたいと思っている人や、細かい専門まではまだ決められないが外科をやりたいと考えている人には、よい研修先なのではと思っています。

初期研修と同じ場所で後期研修を行うかどうかも悩むところだと思います。同じ病院で研修を行うことのメリットは、指導医からの信頼がすでにあるため、任せてもらえる手技が増えるということです。手技を行う科に関してはどうしても、その人がどの程度手技ができるのかをまず判断してからでないとさまざまなことを任せてもらえません。その点、もともと信頼があればある程度早くから手技を実践で使うことができると思います。

研修中の子育て

研修中の子育ては妻の協力がなくては絶対にできません。妻とは医学部編入前に出会い、医学部生のときに結婚しました。妻は非医療者ですが、幸い仕事に理解があり、私も妻も「若いときの苦労は買ってでもしろ」というタイプだったので、楽な研修をするよりはキ

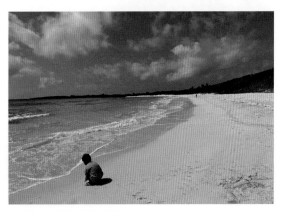

宮古島での休日「海と息子」

ツイと言われてもしっかりとした研修を行い頼れる医師になることをめざしました。研修中は忙しく、家族との時間をつくることはなかなか難しかったです。子育ては何が正解かはわかりませんし、今もどうすればよいのかともがいています。ただ、そんなふうに家族を考えながら研修をすることが大事かと思っています。

離島研修

今この原稿を執筆中は宮古病院に勤務しているわけですが、沖縄県立病院の外科プログラムは最後の年に離島勤務があり、離島で外科スタッフとして勤務します。最後の年は今まで詰め込んできた知識と技術を発揮する力試しのような1年です。救急外来に手術が必要な急性疾患が来れば自分で手術の必要性を判断し、術式を決定します。離島には輸血などさまざまなリソースの制限があり、離島でなければ手術以外の手段を選択できる状況でも緊急手術を行わなければならないこともあります。離島研修は私たちにとっては研修最後の集大成のようなもので、今までやってきたことを自分のものとして発揮できるとてもよい機会となっています。

読者へのメッセージ

進路で悩むことは当然であり、実際に私は別の職業から医師へと進路を変えています。医師の専門も細分化されてたくさんの種類の仕事がありますし、病院ではなく企業に勤める医師もたくさんいます。進路を決めるうえで遅いということ・失敗だということはありません。すべて経験だと思って、進路を選択してください。

世界中の子どもたちの脳と心を守りたい

深堀響子 (Kyoko Fukahori) 新潟大学医歯学総合病院 小児科

経歴		臨床留学にむけて	
2012年3月	東京学芸大学附属高等学校 卒業		
2018年3月	新潟大学医学部 卒業	2017年3月	USMLE Step1 合格
		2017年12月	USMLE Step2 CK 合格
2020年3月	株式会社麻生 飯塚病院 初期研修 修了	2020年2月	USMLE Step2 CS 合格
	（2019年度ベストレジデント）	2020年5月	ECFMG Certificate
2020年4月	新潟大学医学部小児科学教室 専攻医	2022年9月	米国レジデンシー 応募
	（2022年度チーフレジデント）		
2023年6月	UPMC Children's Hospital of Pittsburgh		
	小児神経科レジデント（予定）		

※ USMLE：United States Medical Licensing Examination, ECFMG：Educational Commission for Foreign Medical Graduates

人生のメンターに出会った学生時代

私が医師を志したのは中学生のときです．テレビ番組がきっかけで，病気だけではなくからだとこころ全部を診る医師になりたいと思いました．医学部入学当初から小児科や総合診療科に興味があり，大学1年次の早期医療体験実習で小児科を選び，人生のメンターとなる齋藤昭彦先生に出会いました．6年間を通して，齋藤先生から米国の小児科研修について伺い，小児感染症の論理的で刺激的なレクチャーを受け，「私も臨床留学したい」と思うようになりました．ここから臨床留学に向けての長く苦しい，それでも心惹かれてしまう道のりがはじまります（笑）．必死に勉強し在学中にUSMLEを受けました．

医師として学び続ける力を育んだ初期研修

なんでも診る病院で揉まれたいと思い，初期研修は福岡県の株式会社麻生 飯塚病院で行いました．1次から3次救急を担う1,100床のマンモス病院で，多彩な症例を経験しました．教育に熱い病院で，各科指導医や2年目研修医からのレクチャー，模擬症例で学ぶ実習（T&A）などが豊富でした．指導医からフィードバックを受ける機会も多く，診療を振り返り改善する

方法や根拠となる文献を探す大切さを学びました．飯塚病院の研修は「Shareの精神」を伝統にしており，学びを研修医同士で共有する経験を重ね，「教えることは学ぶこと」だと知りました．初期研修で，どこにいても学び成長する力強さを身につけたと感じます．

小児科を選んだ理由

初期研修はとにかく忙しく楽しく，どの科も魅力的で，志望科が変わることもありました．それでも最後に，「医師として何に一生をかけたいか」と突き詰めて考え，子どもたちの未来に尽くしたい，子どものすべてを診たいと思い小児科を選びました．出会った小児科医の多くが，子どもを総合的に診るGeneralistと感染症や神経などサブスペシャルティに特化したSpecialistの両方の側面をバランスよくもち，その子のために一番の医療を考えており，その姿が自分のめざす医師像に重なりました．

「Think Globally, Act Locally」を学んだ新潟大学小児科

齋藤昭彦先生のもとで学びたい，幅広く小児科を経験したいという気持ちから新潟大学小児科に入局しま

研修期間	4月	5月	6月	7月	8月	9月	10月	11月	12月	1月	2月	3月
1年目	長岡赤十字病院（連携施設）											
	小児科病棟＋小児科外来（午前週2回＋午後週1回）＋NICU＋予防接種／健診＋救急											
2年目	鶴岡市立荘内病院（連携施設）											
	小児科病棟＋小児科外来（午後週1回）＋NICU＋予防接種／健診＋救急											
3年目	新潟大学医歯学総合病院 小児科					海外研修	新潟大学医歯学総合病院 小児科					
	内分泌班		血液腫瘍班		腎臓班		感染症・神経班		循環器班		集中治療班	

図1 ● 新潟大学小児科での研修スケジュールの一例
1，2年目は市中病院で総合的な小児科，3年目は大学病院でより専門的な小児科を学びます．

した．小児科医の仕事の場は，病棟，救急外来，NICU，ICU，予防接種，乳幼児健診など多岐にわたります（図1）．勉強する範囲も広いですが，新潟大学小児科では年4回半日かけた専攻医のためのBasic Core Lecture，週1〜2回の定期的なミニレクチャー等の教育の場が多くあり，エビデンスに基づいたグローバルスタンダードを，大学病院と関連病院の若手小児科医みなで切磋琢磨しながら，学びました（図2）．また，2つの市中病院と大学病院で働くなかで，それぞれの医療資源の特徴を理解し，地域に合わせた医療を模索することも学びました．3年間を通して「Think Globally, Act Locally」を実践する多くの小児科医と出会い，小児科医として奥深い視点と幅広い適応力を身につけることができたと感じます．新潟大学小児科は最近ではメンター・メンティー制度やチーフレジデント制度も導入し，若手を育てようという情熱に溢れ，忙しくも充実し成長を実感する3年間でした．さらに，私は専攻医中に4つの症例報告を書く機会もいただき世界へ発信する（Act Globally）という経験もできました．

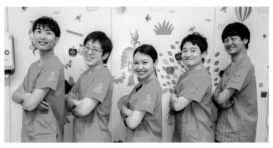

図2 ● 同期の専攻医（中央が筆者）
小児の血液腫瘍，集中治療，神経，プライマリ・ケアなど，さまざまな道へと進みます．多様なキャリアがあるのも小児科の魅力です．それぞれらしく輝く未来を祈って．

世界中の子どもたちの脳と心を守りたい

小児神経領域は，現在の医療では治療が難しい疾患も多く，神経学的に予後不良な状態を避けられず悲しい想いをすることがありました．子どもたちの脳と心を守るために，臨床医として研鑽を積みながら，新しい治療の研究に少しでも尽力するのが夢です．そのために，集約化され，より研究の環境が整った米国で小児神経科レジデントとしてトレーニングを開始する決意をしました．道のりは厳しいですが，日本と米国の架け橋，世界に通じるプロフェッショナルとなり医療の進歩に貢献できたらと思います．

読者へのメッセージ

病気が治って子どもと家族の笑顔がみられるときは本当に嬉しいですし，病気と共に生きる子どもが困難を乗り越え成長していく姿がみられるときも嬉しいです．未来を担う子どもたちのために働く，そのやりがいを実感したい人はぜひ小児科へ！

母子に寄り添う産婦人科医をめざして

清田敦子 （Atsuko Kiyota）愛染橋病院 産婦人科

経歴		プライベート
2012 年 3 月	四天王寺高等学校 卒業	
2018 年 3 月	大阪大学 卒業	趣味：読書，博物館・美術館巡り
2020 年 3 月	聖隷浜松病院 初期研修 修了	
2020 年 4 月	大阪警察病院 産婦人科	
2022 年 1 月	阪南中央病院 産婦人科	
2022 年 4 月〜	愛染橋病院 産婦人科	

大学時代

　病気で苦しんでいる子どもたちの支えになりたいという気持ちから医療の道を志し，大学へ入学しました．ブラック・ジャックなどの漫画もよく読んでいたので，それらへの憧れもあった気はします．大学入学当初は小児科や，手術にも興味があったので小児外科も考えていたのですが，大学の産婦人科での実習が非常に興味深く，そのなかでも周産期，特に胎児疾患や胎児治療という分野に触れ，生命の神秘を感じ，産婦人科に決めました．

初期研修医

　産婦人科に進むにあたり，どんな妊婦さんにも，妊婦さんにどのようなことが起こっても対応できるようになるために，プライマリ・ケアを重視した病院で医師としての基礎体力を養おうという野心のもとに聖隷浜松病院を選びました．ずっと大阪育ちだったので，大阪以外に出てみたいという気持ちもありました．が，自分の不器用さ，鈍臭さが悔しい毎日でした．悔しくて泣いて，うまくできなくて泣いて，マスクを鼻水で濡らすことも多々ありました（笑）．しかし，聖隷浜松病院での初期研修があったからこそ，患者さんの主訴を大事に，全身状態をきっちり把握しようというスタンスは身に染みたと思います．

　また，EBMの勉強会や総救カンファ（総合診療内科と救急科の合同勉強会），CPC（臨床–病理検討会）での発表の場などもあり，日常診療と勉強と，バランスのとれた初期研修でした．

　ロールモデルあるいは師匠と（勝手に）呼ばせていただいている先生や，今でも交流のある同期に巡り合えた貴重な2年間でした．

後期研修医

　ゆくゆくは周産期の道を進みたいと当初から考えていましたが，手術を行う外科である以上，自分の手技で患者さんに不利益をもたらしたくない，産婦人科医としての一般診療および手術のトレーニングを受けたい，という想いのもと後期研修病院を検討しました．大学院進学も視野に入れたうえで，母校の関連病院である大阪警察病院を基幹施設とした産婦人科専門医プログラムを選び，良性・悪性疾患の手術，がんの化学療法など多くのことを学びました（図1）．大阪警察病院で研修を開始した時点では最も年の近い先輩が6，7歳上であったため，ほとんどの症例をもう1人の同期と分配する形になり，たくさんの患者さんを担当できたのは個人的によかったことでした．また，大阪警察病院，阪南中央病院で一般的な妊婦健診，正期産の分娩などの基礎を学んだうえで，総合周産期母子医療

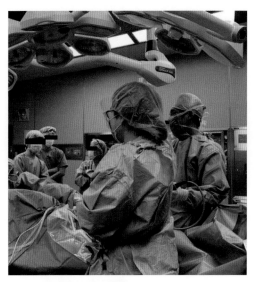

図1●手術室での一風景

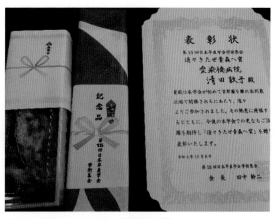

図2●学会でいただいた素敵な賞

センターである愛染橋病院で早産や双胎妊娠などステップアップして学べたことは，1つのことに集中しがちな自分の性格にも合っていたように思います．

病院の外での過ごし方

休日は学会発表や論文の準備に時間を費やすこともありますが，何もないときや，また当直明けには自転車で少し遠くまで出掛けてみたり，いつもと場所を変えて，例えばお洒落なカフェなどで勉強や読書をしたりしています．また，自身が専攻医になったときにはCOVID-19がすでに猛威を奮っており，現地での学会発表や参加をしはじめたのは産婦人科医3年目になってからでした．オンデマンド配信の利便さがありがたい一方，やはり現地で直接顔を合わせて交流できる良さも実感しました．そうしたなか，青森県で開催された第15回日本早産学会学術集会で「遥々きたぜ青森へ賞」（図2）をいただき，開催者の皆さまのユーモアには本当にびっくりしました（笑）．

今後の展望

仕事をすればするほど，周産期の未知の領域の多さを痛感します．人智の及ばない部分を感じることも多々ありますが，胎児期から分娩における介入によっ

て，児の予後の改善ができるように，そうした分野の発展に貢献できるように，みんながハッピーになれるように，頑張っていきたいです．ゆくゆくはいろんな国々の周産期の現場にも飛び込んでみたいです．

読者へのメッセージ

華々しい業績や経歴はないですが，進路を悩まれている初期研修医の先生方にとって少しでも参考になれば幸いです．産科に関してだと，妊娠・出産そのものだけでなく，リプロダクティブヘルス・ライツといった女性を取り巻く周囲の問題や，プレコンセプションケアのような妊娠前からの介入など，さまざまなテーマがあります．しんどいイメージをもたれているかもしれませんが，おそらく産婦人科特有ではなく，それぞれの診療科でそれぞれの苦労はあると思います．産婦人科は，分娩や手術はもちろん，小児・思春期の女の子から，高齢女性までと幅広い年齢層，また月経困難症や閉経，不妊治療や骨盤臓器脱などなどさまざまな女性のライフイベントに寄り添える素敵な科です．人が増えれば増えるほど1人あたりの負担は減り，またアイデアの数はどんどん増えて楽しくなると思います．未来の同志を心よりお待ちしております！

地域から世界へ

田邉　綾（Ryo Tanabe）笠岡第一病院 救急科 / 岡山大学病院 高度救命救急センター

経歴			
2012年3月	広島大学附属福山高等学校 卒業	2021年4月	笠岡第一病院 救急科
2018年3月	広島大学医学部医学科 卒業	2022年9月	岡山大学大学院医歯薬学総合研究科 博士課程 卒業
2020年3月	岡山大学病院 初期研修 修了		
2020年4月	岡山大学病院 救急科専攻 倉敷中央病院 救急科	2022年12月	岡山県医師会学術奨励賞 受賞

❖ キャリアプラン×救急科

　早期に博士号を取得し，現在は救急医として地域医療に従事しながら，地域病院から症例報告，臨床研究を行ってきた私のキャリアを紹介します（図1）．皆さんのこれからのキャリアプラン設計に役立てていただければ幸いです．

❖ 学生時代×救急科

　学生時代は，医師の不足した地域で，その地域のニーズに合わせ，診る患者を選ばないGeneralistになりたいと考えていました．地域医療に貢献できる医師になるべく，ふるさと枠岡山県コースを利用し広島大学へ入学しました．そして，臨床実習で救急科を回った際，軽症から重症まで，小児から高齢者まで，幅広く診療を行う医師の姿に憧れを抱き，救急科を専攻することに決めました．

〈これまでのキャリア〉

1年目	2年目	3年目	4年目	5年目
初期研修 岡山大学病院（飯塚病院 / 東京ベイでの研修含む）		後期研修 倉敷中央病院 救急科	地域勤務 笠岡第一病院 救急科	
博士課程　岡山大学病院				

博士号取得 ↑

〈今後の予定〉

6年目	7年目	8年目	9年目	10年目
地域勤務 笠岡第一病院 救急科	後期研修 岡山大学病院 救急科	地域勤務 勤務地未定		集中治療 専門医 勤務地未定

救急科専門医取得 ↑

図1 ● 私のキャリアプラン

❖ 初期研修×博士号×救急科

　広島大学卒業後，初期研修は岡山大学病院を選びました．岡山大学病院には，初期研修1年目から大学院博士課程への入学が可能なAdvanced Research Training program（ART）があるからです．大学院の専攻は，地域医療への理解が深い先生も多く，興味のあった救命救急・災害医学講座を選びました．

　初期研修と大学院を両立できるとは到底思ってはいませんでしたが，初期研修修了後に地域で働くこととなる私にとって，早い段階でevidenceの扱い方を学ぶことは喫緊の課題でした．地域病院で専攻医として修練する際，臨床で生じるさまざまなClinical Questionは，自ら調べ，解決せざるを得ません．早期に大学院で研究を行い，論文を書いていくなかで，CQへアプローチする能力を養いたかったのです．

　大学院入学1年目は，初期研修に重きをおき，勤務後に大学院授業に参加しました．大学院2年目より，蘇生を希望しない院外心停止患者の搬送を研究テーマとして，本格的に臨床研究を開始しました．先行研究の収集・分析，研究対象へのアンケートの作成・実施，結果の解析，論文作成と，後期研修・地域勤務の間も指導医と綿密にやりとりをしながら進め，論文の出版まで3年を要しました．論文の作成には力を入れ，共著者と何度もディスカッションし，原稿の修正を重ねた甲斐もあり，救急分野のトップジャーナル"Re-

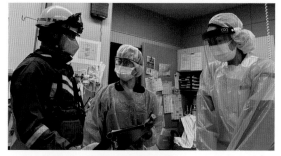

図2● 笠岡第一病院での診療風景
救急隊からの申し送りを受ける著者（中央）.

suscitation”での出版に至りました[1].

　大学院と併行して進めた初期研修でも，たすき掛け制度を利用し，大学病院にて8カ月間，市中病院にて16カ月間のバランスのよい研修を送りました.

後期研修×救急科

　救急医の最新の知見，経験の積み重ねからなる迅速な決断力，手技が上手くいかなかったときの対応力は一朝一夕には身につきません. こうした知識，経験，技術を身につけるべく，救急科専攻医として後期研修を開始しました. 後期研修の最初の1年間は豊富な症例が集まる倉敷中央病院救急科で学びました.

地域医療×救急科

　倉敷中央病院での研修後は，現在に至るまで出身地の笠岡第一病院で後期研修を行っています. 笠岡第一病院は，岡山県南西部に位置する，地域の148床の2次病院です. 対応が困難な重症患者は，初期治療を行い，高次医療機関へ転院搬送しています. 笠岡第一病院に救急科として赴任し，はや2年となりますが，地域にこそ，救急医が必要であると実感します. 地域医療というと，総合診療科や内科をイメージされると思いますが，ときに細菌性髄膜炎，劇症型心筋炎，急性喉頭蓋炎，緊張性気胸など蘇生を要する超重症症例に遭遇します. そんなとき，適切な初期治療を行い，状態を安定化させ，転院搬送する能力は救急科の得意とするところです（図2）.

　加えて，創処置，整形外科疾患の初期対応，小児患者の救急対応も行うため，救急科の「守備範囲の広さ」も地域医療にマッチします. 基本的に，救急科は診る症例を選ばず，どんな患者も対応するため，すべての専門科が揃わない地域病院では特に活躍できます. また，

救急対応を行った患者を，そのまま主治医として退院後のフォローまで診ることができます. 受け持ち患者の内視鏡，超音波検査，各種生検，カテーテル検査・治療，手術，麻酔と足を運べば何でも経験できます.

　さらに，地域病院唯一の救急医として，研修医への教育，看護師との重症患者振り返り，救急委員会への参加，Medical Control 検討会での救急隊教育などにもかかわることができ，目の前の患者だけではなく，病院全体，地域全体の救急診療がよりよいものになるよう努力しています.

地域から世界へ

　博士号取得はゴールではなく，救急医療発展のためのスタートと考えています. これまでの症例報告や臨床研究は，地域で感じる素朴なCQから端を発しています[1〜4]. 症例報告や臨床研究を論文化することは，CQと向き合うその過程が活きる知識の習得につながると同時に，日本ひいては世界の医学の発展に貢献できます.

読者へのメッセージ

　地域病院で働くと，ひとりの患者を初期対応から退院後のフォローまで診療することが可能で，努力しだいでは病院全体，地域全体の医療にも貢献できます. さらに，指導医とのつながりがあれば地域からでも世界への論文発信が可能です. 若手医師にとって地域医療は魅力で溢れています.

引用文献

1）Tanabe R, et al：Emotional work stress reactions of emergency medical technicians involved in transporting out-of-hospital cardiac arrest patients with “do not attempt resuscitation” orders. Resuscitation, 173：61-68, 2022（PMID：35143903）

2）Tanabe R, et al：A Case of Cervical Anterior Longitudinal Ligament Ossification Causing Dysphagia and Lung Aspiration. J Gen Emerg Med, 3：1-3, 2018

3）Tanabe R, et al：Dynamic Mercedes-Benz Sign in the Right Atrium. JMA J, 3：353-354, 2020（PMID：33225108）

4）Tanabe R, et al：Elderly woman with rapid progression of swallowing difficulty. J Am Coll Emerg Physicians Open, 3：e12806, 2022（PMID：36090005

麻酔科ってどんな科？

望月　凱 (Gai Mochizuki) 国立循環器病研究センター 麻酔科

経歴		プライベート
2012 年 3 月	開成高等学校 卒業	趣味：旅行，読書
2018 年 3 月	東京大学 卒業	
2020 年 3 月	東京大学医学部附属病院 初期研修 修了	
2020 年 4 月	東京大学医学部附属病院 麻酔科専攻医	
2022 年 4 月	国立循環器病研究センター 麻酔科レジデント	2022 年 4 月　大阪転居

麻酔科との「再会」

　麻酔科と聞いてどのようなイメージをもちますか？医学生の方だと「そもそも国家試験に問題がほぼ出題されないから勉強していない」「マイナー科で実習期間も短く印象に残っていない」といったところでしょうか．逆に初期研修医の方だと麻酔科ローテーションが必修の病院も少なくなく，より身近に感じられているかもしれません．

　私自身，学生時代の麻酔科の記憶はほぼ皆無，初期研修 1 年目もメジャー科のローテーションに忙しく，麻酔科の存在は完全に忘れていました．そんななか，転機が訪れたのは 1 年目の研修病院での救急科ローテーションでした．3 次救急で呼吸，循環，神経など，いわゆる「ABCD」の管理を行うのが楽しく，救急科に進もうか考える時期もありました．ただ一方で，シフト制で夜勤も少なくない救急診療を一生続けられるか，という不安もありました．この悩みを友人に打ち明けたところ，「麻酔科も似ていることをやっている」と教えてもらったことが麻酔科との「再会」となりました．初期研修 2 年目で大学病院に戻り，最初の 3 カ月で麻酔科をローテートしました．挿管して気道・呼吸の管理をし，術中の体液ボリューム調整や血圧などの循環管理を行い，術後の鎮痛を考える．「周術期の全身管理，これがやりたかったんだ！」と気づかされ，結果的に麻酔科に飛び込みました．

麻酔科での生活

　麻酔科の 1 日は朝早くからはじまります．朝 8 〜 9 時に手術室入室となることが多く，その 30 分〜 1 時間前には病院に出勤し，人工呼吸器のチェックや薬剤の準備を終わらせます．心臓外科手術の場合は準備する薬剤数も増え，さらに早く病院に来ることになります．

　日中は麻酔を担当しながら，合間に翌日の担当患者の術前診察や術後診察を行います．そして当日の担当症例が終われば基本的にフリーになります．ただ，長時間手術の症例にあたっていたり，緊急手術が入っている場合は帰りも遅くなります．当直やオンコールなどもありますが，当直翌日は休みとなりますし，何もない日は病院から呼び出されることもなく，自分の時間を好きに使うことができます．

　専門研修の最初の 2 年間は消化器外科などの一般的な全身麻酔管理から，産科，脳神経外科，小児外科，呼吸器外科，心臓外科など特殊な管理が必要な手術まで，一通りの麻酔を経験します（これらの麻酔を 10 〜 20 例以上経験することが麻酔科専門医取得の条件でもあります）．また手術麻酔のみならず，ペインクリニックでは慢性疼痛患者の外来診察やブロック治療を行い，ICU では重症患者や術後患者の管理も学びます．希望者は産科で無痛分娩の管理についても学ぶことができます．一口に麻酔科と言っても，ペイン領域や産科麻酔，集中治療など，活躍の場は幅広いのです．

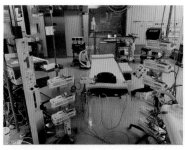
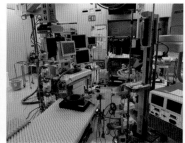
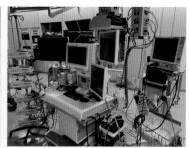

心臓麻酔の準備の様子

そのなかで，私は特に心臓麻酔に興味をもちました．開心術の場合，一度心臓を止めて人工心肺に乗せ，手技が終わったら再度心臓を動かして人工心肺を離脱します．その際に心臓外科医や臨床工学技士との協力が不可欠です．そこが大変楽しく，さらに上手にできるようになりたいと考え，麻酔科3年目から現在の国立循環器病研究センターに勤務しています．ここでは予定の開心術だけでなく，急性大動脈解離など一刻を争う緊急手術も多く，またロボット支援下僧帽弁形成術や経カテーテル的大動脈弁置換術などの低侵襲手術，植込み型補助人工心臓装着術や心移植，小児先天性心疾患手術などもさかんに行われており，日々鍛えられています．

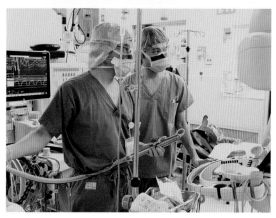

指導医とともに経食道心エコーを行っている筆者（東大病院麻酔科ホームページより）

麻酔科のよいところ・悪いところ

おそらく読者の方が一番気になるところでしょう．

まずは麻酔科のよいところ．一番はオン・オフがはっきりしていることです．当直やオンコールなどはありますが，何もなければ病院から連絡はまず来ません．休日は旅行に行ったり，家族と一緒に買い物や食事を楽しんだり，家でのんびり読書をしたりと，自分の好きに時間を使えます．また活躍できる分野は手術麻酔に限らず，自分の興味に合わせて産科麻酔，小児麻酔，心臓麻酔，さらには集中治療やペインクリニックなど，専門性を高めたり手術室外でも活躍できます．

続けて麻酔科の悪いところ．患者の手術室入室前に麻酔の準備を終えないといけないため，どうしても朝は早くなりがちです．夏は朝早くても外は涼しく気持ちがよいですが，冬は布団が恋しくなります．また担当している手術の終了時間や緊急手術の申し込み状況

に業務の終了時間が左右されるため，日によって帰宅できる時間はまちまちです．

どのような診療科にもよいところ，悪いところはあるはずです．実際に見学して生の声を聞いてみてください．

読者へのメッセージ

本で読んだり話を聞いているだけではイメージが湧かない部分も少なくありません．麻酔科に少しでも興味がある方は，ぜひ実習や初期研修先で麻酔科を積極的にローテートしてみてください．そして楽しいと思えたらぜひ麻酔科へ．一緒に働ける日を楽しみにしています．

Globalに，そしてLocalに活躍する脳神経外科医をめざして

井上陽平 （Yohei Inoue） 岡山大学病院 脳神経外科

経歴		プライベート
2018年3月	岡山大学 卒業	休日はドライブに行ったりジムに行ったりして過ごしています．
2018年4月	独立行政法人国立病院機構 岩国医療センター 初期研修医	
2020年4月	同 脳神経外科 後期研修医	
2022年4月〜	岡山大学病院 脳神経外科 医員（後期研修医）	

はじめに

脳神経外科にどのような印象をもたれているでしょうか．興味はあるけどしんどそう，不安という先生もいると思います．脳神経外科をホンネで紹介しますので，脳神経外科を選択するか迷っている先生や医学生の皆さんのお役に立てれば幸いです．

脳神経外科専門医への道のり

脳神経外科専攻医はいずれかの研修プログラムに所属し，4年以上の研修を経て専門医認定試験を受験することになります．最短7年目で専門医を取得できますが，途中で大学院進学や留学することもあるので全員が7年目で受験しているわけではありません．また研修する施設数やそれぞれの研修期間はプログラムによって異なりますが，多くの専攻医は市中病院と大学病院の両方を経験することになります．

脳神経外科を選んだ理由

4回生のとき，臨床系の講義を聞くなかで多彩な症状を呈する神経疾患，特に脳卒中に興味が湧き，脳神経外科に決めました．

学生時代はボート部に所属し脳まで筋肉になっていたので，work life balanceや他科について考える力を失っていました．もっといろいろと考えるべきだったかもしれないですが，代わりに西医体でメダルをもら

えましたし後悔はないです．同期をみると興味があったから，顕微鏡手術をやりたいからという理由で脳神経外科を選んだ人が多いです．直感で選んだ人は少なくないと思います．

初期研修

地方大学出身ですし地域医療に貢献したいと思ったのと，経済的事情で授業料減免制度を利用していたので御礼奉公という思いも多少あり，母校に入局して関連病院で働くことにしました．いわゆる有名病院や他大学での研修は考えませんでした．

岩国医療センターは山口県東部地域の中核病院です．実践重視の初期研修であり，1次から3次救急まで何でもfirst touchで経験しました．研修医であってもいろいろと実践できるのと"断らない救急"を地で行くのが地方病院のよい点だと思います．

後期研修＠岩国医療センター

脳卒中，外傷をメインに経験しました．後期研修医であっても自分が主治医となった患者はできるところまで自分で執刀します．自分ではできない手術であっても初期対応，術後管理ができるようになることは大事です．さらに脳だけでなく脊椎脊髄疾患の知識も身につけることが重要であると，症例を通して学びました．また脳梗塞やくも膜下出血に対する血管内治療

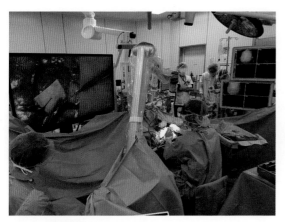

図1 ● 外視鏡と3Dモニター
右端のモニターはナビゲーションシステム.

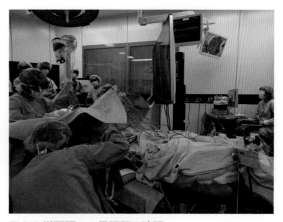

図2 ● 覚醒下での言語野の確認
患者の右側で言語聴覚士が言語機能を評価し,患者の左足元では検査技師が脳波を観察している.

は急速に進化している分野でありおもしろいと思います.

後期研修@岡山大学病院

脳卒中,外傷のほかに脳腫瘍,脊椎脊髄疾患,小児神経疾患,機能的疾患といった幅広い分野を勉強しています.大学には最新の設備や機器があります.脳神経外科といえば顕微鏡手術ですが,近年では外視鏡が導入されています.外視鏡で映した術野を3Dモニターで見ながら手術をします.顕微鏡では観察が難しい角度でも容易に観察できます.図1,2は外視鏡手術の風景で,ナビゲーションシステムを使用し,また脳波の観察をしながら脳腫瘍の覚醒下手術を行っているところです.そのほかにも神経モニタリングや術中MRIなどさまざまなモダリティを組み合わせて安全に手術を行っています.

work life balance

救急や長時間の手術が多いので時間外業務はよくあります.救急に呼ばれない時間にできる仕事をしておく,休日はしっかり休むといった心がけが大事だと思います.他科にもいえることですが,心がけだけではどうにもならないこともあります.本当にしんどければ辞めてもよいわけなので背負いすぎないように,と思っています.

入局

入局は必須だと思います.私は岡山大学に入局しましたが,専門医,学位の取得,その後のステップアップに対してしっかりサポートしてもらえるので入局してよかったと思います.何より困ったときに気軽に相談できる人がいるのがありがたいです.

2020年に岡山大学が主催した日本脳神経外科学会第79回学術総会のテーマが「人材育成」であり,これは教室の気風でもあります.当教室では医学研究を重視し,その成果を世界に発信する能力と中国・四国地方を中心とした地域医療への貢献の両立,すなわちGlobalに,そしてLocalに活躍できる脳神経外科医の育成をめざしています.熱心な教育のおかげで入局者が多く,私と同学年は9人います.仲間は大事です.

読者へのメッセージ

脳神経外科は脳,脊髄という不思議な臓器を探究するexcitingな科です.しんどさだけではなく,おもしろさが伝わることを願っています.初期研修,学生実習でその魅力に触れてみてくださいね.

予想以上の幅広さ・奥深さ

宮師雄太 (Yuta Miyashi) 中部徳洲会病院 整形外科（執筆時）

経歴		プライベート
2012年3月	茨城県立竹園高等学校 卒業	趣味：水泳
2018年3月	琉球大学 卒業	
2020年3月	沖縄県立中部病院 初期研修修了	
2020年4月	琉球大学病院 整形外科専攻医	
2021年4月	沖縄県立中部病院 整形外科専攻医	
2022年4月	中部徳洲会病院 整形外科専攻医	
2023年4月	友愛医療センター 整形外科専攻医	

学生〜研修医時代に考えていたこと

　まず，学生のころは整形外科にあまり興味がありませんでした．学生時代，大体の科目は本試験で合格するようにしていましたが，整形外科においては再試験になったくらいありませんでした．

　志望する科について，入学当初からなんとなく外科系のつもりでした．離島診療所での研修を通して離島診療もおもしろそうだと思い，いろいろ悩んだ末，沖縄県立中部病院での初期研修を選択しました．

　研修医の皆さんは理解できるかと思いますが，想像していた以上に，救急外来には腰痛・転倒など整形外科的主訴を訴える患者さんたちがわんさかやってきます．最初のうちは整形外科的診療に戸惑ってばかりでしたが，徐々に診療に慣れてくるにつれて，整復をし，身体所見からあたりをつけて画像を見たりすることに面白さを覚えてきました．

　初期研修2年目の4月ごろに整形外科の研修がはじまりましたが，そのときは目の前の仕事をこなすことで精一杯で将来のことはほとんど何も考えていませんでした．一緒にローテートしていた同期はあまり手術に興味がなかったようで，ここぞとばかりにたくさん手術に入れさせていただき，何例か執刀もさせていただきました．指先から脊椎・骨盤まで体のいたるところを開ける，繊細な手術手技の一方，響く金属音，唸

るドリル，輝くメタル．リハビリが進み，みるみる回復していく患者さんたち．痛みがとれて喜んでいる笑顔．そういったことに魅力を感じながら，学生のときのただ眺めているだけの研修とは全く異なった，充実した1カ月間でした．

　夏ごろにはいよいよ来年以降の進路のことを考えないといけない時期がやってきました．研修のなかで一番楽しかったのが整形外科だったため，整形外科医になることに決めました．出身は千葉県なので千葉に帰ろうかと考え病院の見学もしたのですが，個人的な事情で沖縄に残ることにしました．

後期研修開始後の実際の生活・業務内容

　何も知らない僕は初期研修の病院に残ろうかと思っていたのですが，沖縄県立中部病院の整形外科に独自の研修プログラムはなかったため，出身校である琉球大学整形外科の研修プログラムに入ることにしました．整形外科の研修は4年間となっており，4年目の1月に専門医試験を受けることができます．研修は大学からはじまり，その後は大学外の病院で研鑽を積みます．

　専攻医1年目の4月，大学病院での研修がはじまりました．「きつい初期研修もやってきたし，何とかなる」と謎の自信をもちながら働きはじめましたが，予想していた以上の疾患の幅広さ，奥深さに面食らいま

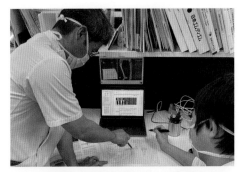

図1 ● 指導医と手術計画に関して議論

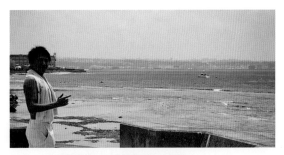

図2 ● 休日回診後に砂辺海岸で素潜り

した．まず面食らったのは，カンファレンスが英語だったことでした．専門用語も独特で十分に理解できませんでした．また，透視の画像を見ながら手術することが多く，解剖について何がどうなっているのかわかりませんでした．各所の解剖も初期研修のときにはあまり深く意識したことのないところまで求められます．「これはいかん」と気合を入れ直し研修をしました．整形外科は扱う疾患の幅が広く，大学では脊椎・腫瘍・手外科・人工関節・スポーツ・小児などに分かれて研修します．学会発表や英文での論文執筆も指導していただき，無事アクセプトまで辿り着けました．

2年目からは，どの分野に進んだとしても基本になる外傷から学ぶため，大学外の病院に出て研修をしました．ちょうどコロナ禍と重なり，手術制限もありましたが，それでも執刀の機会は多く，多様な手術を経験させていただきました．3年目の現在は2年目とは別の病院に移り，日々診療にあたっています（図1）．

先ほど述べたように整形外科は対応する疾患が幅広く，手術のやり方も多様です．施設ごとに治療方針や内容，手術の手技も違います，病院の設備によってできる手術，できない手術が分かれます．1年ごとに病院が変わることには賛否両論あるかと思いますが，いろいろな施設を経験することで，たくさんのやり方を学べます．

離島での研修

琉球大学整形外科の特徴の1つが，先島諸島を含む離島での整形外科をカバーする必要があることです．学年が上がり実力がついてきたタイミングで県立宮古病院・県立八重山病院での診療をします．それぞれ，島唯一の手術ができる病院で，本島までの搬送にも時間を要し，少なくとも初期対応は完結しないといけない，自分が試される環境です．

僕はまだ離島には行っていませんが，離島の方々は温かく患者さんとも仲良くなりやすい，医師も多くはないので他科の先生とも距離が近く相談しやすい，遠隔地のため限られた人数で治療を行っていますが対応できないものに関しては本島の病院としっかり連携している，整形外科医も少ないため専攻医としてたくさんの経験を積める，と伺っております．

今後の目標や進路

整形外科専門医取得後は，より高レベルの専門性をもつためにサブスペシャルティの研修をしたり，大学院に進学して研究をしたり，道はたくさんあります．たくさんあるがゆえに将来どうしようと迷える毎日ですが，目の前のことを精一杯やって着実に実力をつけようと日々精進するしだいです．

off の過ごし方

周りの整形外科医を見てもアクティブで，何らかのスポーツを趣味にしている先生たちが多くいます．オンコールや緊急手術はそれなりにありますが，無駄に遅くまで残らずできるだけ早く切り上げるよう工夫して，自分や家族との時間も大切にしています．自分は暖かくなるとよく海に潜りに行きます（図2）．

読者へのメッセージ

今回は若手医師の専門選択ということでお話しさせていただきました．悩める学生さん，初期研修医たちの進路選択の一助にしていただければ幸いです．

患者の生活を診る医師をめざして

望月　碧（Midori Mochizuki）西宮協立脳神経外科病院 リハビリテーション科

経歴		プライベート
2012年3月	白百合学園高等学校 卒業	趣味：水族館巡り，旅行
2018年3月	筑波大学 卒業	
2020年3月	昭和大学病院 初期研修 修了	
2020年4月	昭和大学藤が丘リハビリテーション病院 リハビリテーション科	
2021年4月	昭和大学病院 リハビリテーション科	
2021年10月	森山リハビリテーションクリニック リハビリテーション科	
2022年4月	西宮協立脳神経外科病院 リハビリテーション科	

はじめに

　「リハビリテーション科」と聞いて，どんな印象をもっていますか？「整形外科とか神経内科の一部門？」みたいに思っている方もいるかもしれません．実際リハビリテーション科は，まだ診療科としての認知度が低く，私が学生や研修医のころ「リハビリテーション科に興味がある」というと，上級医の先生方から「ほかの科に行ってからの方がよいのでは？」と言われることが少なくありませんでした．ここでは，初期研修が終わってすぐにリハビリテーション科に進んだ，"ファーストペンギン"のような体験を紹介していきます．

リハビリテーション科の道へ

　私は医学部に入る前から「患者の生活に寄り添った医師になりたい」と思っていました．大学入学後，系統別の講義で各臓器や疾患について勉強していくなかで，「これだ！」と思える科になかなか出会えず悩んでいました．そうしたなか，大学低学年時の在宅医療実習を思い出し，在宅医療だったら「患者の生活に寄り添う診療」ができるのではないかと考えました．

　リハビリテーション科との出会いは大学5年生のときでした．リハビリテーション科の講義のなかで「障

害のある方の生活や活動の向上に努めるのがリハビリテーション科医の役割であること」を学びました．「もしかすると，自分が興味をもっている分野に近いかもしれない，もっとリハビリテーション科について知りたい！」とリハビリテーション学会に参加し，若手の先生に直接話を聞いたり，病院見学に行ったりしました．ある病院の見学時には家屋評価にも同行しました．家屋評価では，患者の自宅環境を整える目的で福祉用具の導入や家屋改修を多職種チームで検討します．特にリハビリテーション科医は，患者の自宅での動作や生活を見据え，チームの中心となって患者と家族にアドバイスをしていました．そのような姿を見た

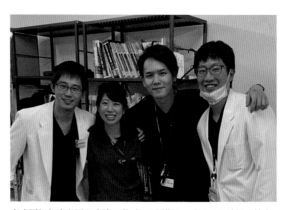

専攻医初年度を同じ病院で過ごした同期と．左から2番目が筆者．

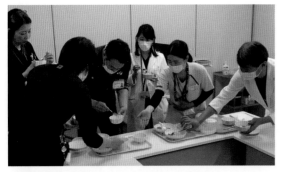
多職種から成る医療チームで行う嚥下食の試食会.

ときに, リハビリテーション科医の仕事の奥深さを感じ, 「患者の生活全体を診る医師であるリハビリテーション科医になりたい!」と強く思いました.

リハビリテーション科での生活 (ワーク編)

リハビリテーション科専攻医の初年度は, 回復期リハビリテーション病棟での勤務でした. 脳卒中, 骨折, 脊髄損傷, 神経筋疾患, 切断術後など, 幅広い疾患の患者を担当医として受け持ちました. 「歩けない (歩行障害)」「食べられない (摂食嚥下障害)」「喋れない (失語症)」「忘れっぽい (記憶障害)」といった問題を抱えた患者に対して, 「日常生活を送るうえで支障が出ないよう, 患者の希望に沿って, 機能や能力を向上させること」がリハビリテーション医療の大きな役割です.

回復期リハビリテーション病棟で受けもった患者は, もともと日常生活では自立していた Guillain-Barre 症候群の若い方でした. 重度の四肢筋力低下があり, 歩くどころか, 自分で身体を動かすことさえ困難でした. 「歩けるようになりたい」「仕事に復帰したい」というのが患者の希望でした. 理学療法, 作業療法, 言語聴覚療法を行い, 定期的に多職種でカンファレンスを行い, リハビリテーション治療の状況を共有し, 目標設定を都度見直していきました. 日々患者を診るなかで, 「今日はヨーグルトの蓋を自分で開けられるようになった」「自分で靴を履けるようになった」とできることが増えて喜ばれている姿に, 私自身も勇気づけられる思いでした. 一方で, 訓練効果が伸び悩んだ時期には「仕事の復帰は諦める」といった発言も聞かれ, ソーシャルワーカーを通じて職場と連絡をとり, どういった仕事内容だったら従事可能かを検討しました. 入院

から5カ月後, 1人で歩けるようになり退院され, その2カ月後には職場に戻ることができました[1].

リハビリテーション科医として働いていると, このように日々患者がよくなっていく姿を見る機会が多く, やりがいを感じられます.

リハビリテーション科での生活 (ライフ編)

リハビリテーション科の働き方は比較的オン・オフがはっきりしています. 多くの急性期病院では, リハビリテーション科は中央診療科です. 一方で, 回復期リハビリテーション病棟では主治医として患者を受け持ち, 一般的には当直業務があります. ライフステージに応じて働き方を変えられるのも, リハビリテーション科の魅力の1つです. オフの時間には, 年間パスポートをもっているお気に入りの水族館でペンギンに癒されたり, 旅行を楽しんだり, 家族との時間を大切にして過ごしています.

専攻医の間にさまざまなライフイベントを経験する方もいると思います. 私の場合, 専攻医2年目に結婚し, 夫の異動に伴い3年目から大阪に転居しました. その際「プログラム移動制度」を利用し, 転居先でも専攻医研修を継続することができました. 仕事と家庭の両立ができるように, ライフイベントに対応した制度があるので, 詳しくは学会ホームページ[2]を参照してみてください.

読者へのメッセージ

リハビリテーション科医は患者の生活・活動に着目し, QOL向上をめざします. リハビリテーション治療を通して, 患者がよくなっていくのを側で寄り添いながら支える喜びは, この仕事の大きな魅力です.

皆さんと一緒にリハビリテーション科医として働ける日を楽しみにしています!

引用文献

1) Tanaka M, et al: Effectiveness of gait training with lower limb orthosis for a patient with severe Guillain-Barré syndrome at a Kaifukuki rehabilitation ward. Jpn J Compr Rehabil Sci, 12:48-52, 2021
2) 日本リハビリテーション医学会: https://www.jarm.or.jp

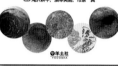
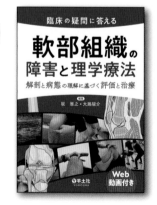

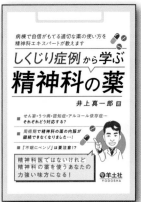

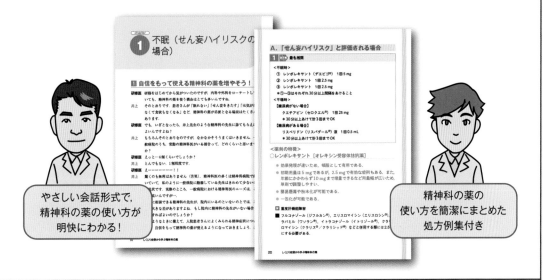

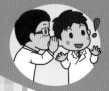

第75回　小児の血清ALPの異常高値？

山田佳之

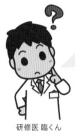

小児科の研修で，小児のALPは成人の3倍くらいと聞いていたのですが，幼児の術前検査で20倍もあるとのことで連絡がありました．急いで小児科の先生に生化学検査のデータを見せたところ「アイソザイムを出して様子をみましょう」と言われてしまいました．

研修医 臨くん

小児とはいえ，確かに異常高値ですね．ほかの肝・胆道系酵素や電解質はどうだったのかな．肝疾患や骨疾患のない乳幼児でも，流行するウイルス感染後に，ときどき，一過性高ALP血症という病態を認めるんだ．

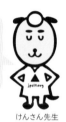

けんさん先生

解説

● 小児の血清アルカリホスファターゼ（ALP）は成人よりかなり高値

　小児期は骨の成長に伴い，**ALP3型（骨型）**が上昇するため，高値をとる．新生児期はやや低めだけど，乳児期に上昇し最初のピークを示すんだ．その後も**成人の2〜3倍**が続き，そして青年期に二峰目のピークとなる．青年期以降は男子が女子よりやや高値をとるよ．そして成長が止まる青年期の終わりに向かって成人値になっていくんだ．

● 小児の高ALP血症で疑う疾患は成人と違う？

　小児でも，ALPは成人と同じように肝障害，胆汁うっ滞でも上昇するんだ（表）．ほかの検査値も参考に判断しよう．ただ**AST，ALT，LDHも特に乳児では成人より高値**なので注意が必要だね．また小児でも骨疾患の鑑別は重要だよ．採血時の溶血でもASTやLDHは高値になるので，そこも注意しよう．くる病などで高ALP血症を示すけど，この場合は血清カルシウムや無機リンの評価が必要だよ．特に小児の**血清無機リンの基準値は成人より高値**であり，

表　ALPが上昇する疾患・病態とALPアイソザイム

ALPアイソザイム	由来	高値を示す疾患・病態	特徴
ALP1（高分子ALP）	肝細胞膜	肝炎，閉塞性黄疸，肝硬変，肝腫瘍（転移性含む）	通常見られない
ALP2（肝性ALP）	肝細胞内	肝・胆道系疾患	成人の主成分
ALP3（骨性ALP）	骨芽細胞	骨系統疾患，骨腫瘍，甲状腺機能亢進症，糖尿病，腎疾患	小児で高値，ALP2と分離が困難
ALP4（胎盤性ALP）	胎盤	妊娠末期，がん	通常見られない
ALP5（小腸性ALP）	十二指腸	血液型（O，B型），肝硬変	
ALP6（免疫グロブリン結合ALP）		活動期潰瘍性大腸炎	通常見られない

血清無機リンの低下に気づかれていないこともあるので，その点も注意が必要なんだ.

● 一過性高ALP血症はどんな病態？

　一過性高ALP血症はBachらの報告が最初といわれているよ. 肝・胆道系疾患や骨の異常のない乳幼児（8割以上が生後36カ月以下）でみられ，ALPの上昇は一過性だ. 報告にもよるけど2歳までの（新生児を除く）有病率は1〜3％程度. 小児の高ALP血症の原因として最も頻度の高い疾患と考えられているんだ. **成人基準値の5倍を超えている場合には本症を疑う**ことが妥当だよ. ウイルス感染後に認めることが多く（半数以上），単純ヘルペスウイルス，サイトメガロウイルス，アデノウイルス，ロタウイルス，EBウイルスなどが原因ウイルスとして報告されているよ. 上昇の原因はALP産生の増加よりむしろ排泄の減少と言われているんだ. 電気泳動ではα2位のやや陽極よりから二峰性パターンを示すのが特徴だよ（図）. **80％が16週以内に改善**するので経過をみて，最終的に一過性かどうかを判断しよう！

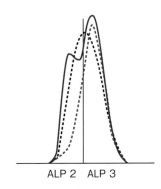

図 ● ALPアイソザイム（デンシトグラム）
健常成人（---），健常小児（---），一過性高ALP血症の小児（——）
模擬データ.

　乳幼児で成人の5倍以上のALP高値をみたら，精査の前に一過性高ALP血症も考えよう.

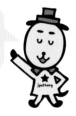

参考文献

1）山田佳之：小児領域の検査のピットフォールとトピックス. 日本臨床検査医学会誌, 70：809-817, 2022
2）蛭川大樹：ALP，ALPアイソザイム，酸ホスファターゼ. 小児内科, 49：163-166, 2017
3）Gualco G, et al：Transient benign hyperphophatasemia. J Pediatr Gastroenterol Nutr, 57：167-171, 2013（PMID：23539049）
4）山田佳之：小児検査のノウハウ（5）年齢による影響の大きい小児の検査—ALP，AFP，免疫グロブリンを中心に—. 臨床病理, 62：795-801, 2014
5）田中伸久, 山田佳之, 他：生化学的検査項目別に年齢区分を考慮した小児臨床参考範囲の設定. 小児科臨床, 67：1407-1411, 2014

※日本臨床検査医学会では，新専門医制度における基本領域の1つである臨床検査専門医受験に関する相談を受け付けています. 専攻医（後期研修医）としてのプログラム制はもちろん，一定の条件を満たすことができれば，非常勤医師や研究生としてカリキュラム制でも専門医受験資格を得ることが可能です. 専攻した各自のキャリアプランならびに研修可能な施設について等，ご相談は以下の相談窓口までお気軽にどうぞ！！
日本臨床検査医学会 専門医相談・サポートセンター E-mail：support@jslm.org

※連載へのご意見，ご感想がございましたら，ぜひお寄せください！ また，「普段検査でこんなことに困っている」「このコーナーでこんなことが読みたい」などのご要望も，お聞かせいただけましたら幸いです. rnote@yodosha.co.jp

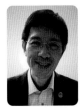

今月のけんさん先生は…
東海大学医学部付属病院 小児科の山田佳之でした！
小児の臨床検査医は全国でも数名しかおりません. 小児の検査値にはいろいろな特徴があり，とても興味深いです. 仲間になっていただける方を募集中です.

日本臨床検査医学会・専門医会 広報委員会：
五十嵐 岳，上蓑義典，江原佳史，尾﨑 敬，木村 聡，久川 聡，後藤和人，千葉泰彦，常川勝彦，西川真子，藤井智美，増田亜希子

日本臨床検査医学会
Japanese Society of Laboratory Medicine
日本臨床検査専門医会

臨床検査専門医を目指す方へ

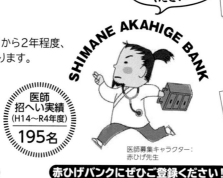
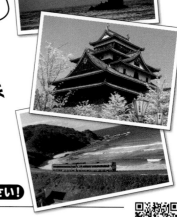
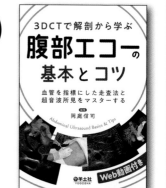

心電図波形を解釈するだけでなく，心電図と病歴，症状などから潜んでいる病態・疾患を考え，さらに対処方法や次にどういった検査を行えばよいかまで解説します．

波形と症状，検査所見から診断・病態を読み解く

第3回 胸痛の心電図診断（後編）
～急性心筋梗塞の心電図変化～

杉山洋樹（岡山済生会総合病院 内科），森田 宏（岡山大学学術研究院医歯薬学領域 先端循環器治療学）

▶ はじめに

前回に引き続き，急性心筋梗塞における代表的な心電図所見について解説します．

症例1 80歳代女性．
【主訴】胸部・頸部灼熱感．
【現病歴】前日の朝7時ごろより胸部～頸部の灼熱感が出現し，近医で胃炎と診断され処方を受けたが改善しなかったため来院．発症前および来院時（発症翌日）の12誘導心電図を図1に示す．

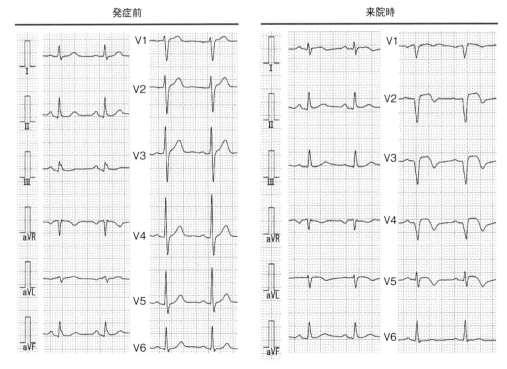

図1 ● 症例1：発症前および来院時（発症翌日，胸痛出現から33時間後）の心電図

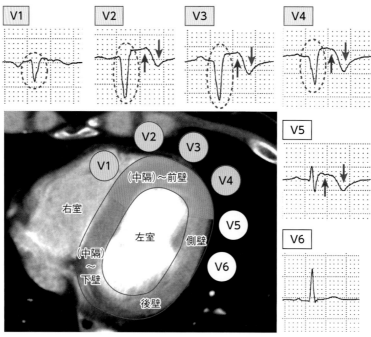

図2 ● 症例1：胸部誘導の所見および解剖学的位置関係

「（中隔）～前壁」を░のエリアで示す．
➡はST上昇，➡は陰性T波を示す．
｛￣￣｝で示す部分は異常Q波を示す．

▶ 心電図の所見・診断は何が考えられるか

　　発症前の心電図には，病的所見を認めません．

　　図2に，来院時心電図の胸部誘導を「対応する解剖学的位置」に配置した図を示します（あくまで**各誘導の位置関係を理解するための概念図です**）．

　　「中隔～前壁」に対応する「V1～V4誘導」で**異常Q波，ST上昇，陰性T波**を認めます．

　　鏡面像/対側性変化としてのST低下は認めません．

診断 ▶ **急性心筋梗塞（前壁中隔）**

▶ 急性心筋梗塞における心電図の経時的変化

ポイント①
・発症から時間が経過し，不可逆的な心筋壊死が生じることで異常Q波・陰性T波が出現する．
・異常Q波を理解するためには，まずR波の成り立ちを理解する．

　　心電図における「誘導」は，「起電力を観察するための視点」と考えます．QRS波は，各誘導の視点で「起電力が進む方向」を観察し，それを「上向き」・「下向き」の波形として描出し

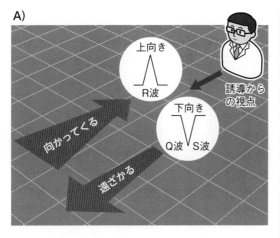

A)

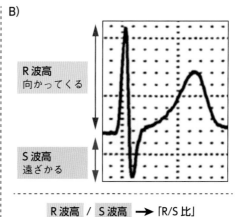

B)

図3 ● 起電力の方向とQRS波

A) 誘導からの視点：誘導へ向かってくる起電力は上向き波形「R波」となる．誘導から遠ざかる起電力は下向き波形「Q波・S波」となる．

B) R/S比：R波高とS波高の比をR/S比という．

たものです（**図3A**）．誘導の方向に「向かってくる」起電力が生じると，「上向き」の波形，すなわち「R波」となります．誘導から反対方向に「遠ざかる」場合は「下向き」，すなわち「Q波・S波」となります．また，R波高とS波高の比をR/S比といいます（**図3B**）．R/S比は，波高の絶対値に左右されずに波形を解釈する助けとなります（後述）．

図4，5に，発症前（正常）心電図において，各誘導を「対応する解剖学的位置」に配置した図を示します（あくまで各誘導の位置関係を理解するための概念図です）．

1）肢誘導

II誘導は起電力が進む方向の**ほぼ正面**，つまり起電力が「向かってくる」方向に位置しておりR波が高くなります（波形が見やすいため，II誘導は心電図モニタにおける標準誘導に設定されています）．

I誘導，aVF誘導のR波高は，起電力を**斜めから観察**しており，R波高は少し下がります．aVL誘導，III誘導は起電力の**側面方向に位置**し，R波高はさらに小さくなります．

aVR誘導は**起電力の反対方向**，つまり「遠ざかる」方向に位置しており下向きの波形となります．

2）胸部誘導

V5，V6誘導は起電力が進む方向の**ほぼ正面**，つまり「向かってくる」方向に位置しており高いR波（＝高いR/S比）となっています．V1誘導は**起電力の反対方向**に位置しており，「遠ざかる」方向である下向きの波形（深いS波）となります．

したがって，R/S比はV1で最も低く，V2→V3→V4→V5/V6と進むにつれて上昇していきます．なお，V4〜V5誘導は左室壁に最も近接していることが多く，R波高の絶対値が最大になりやすいです（V6誘導では心臓から少し離れる）．

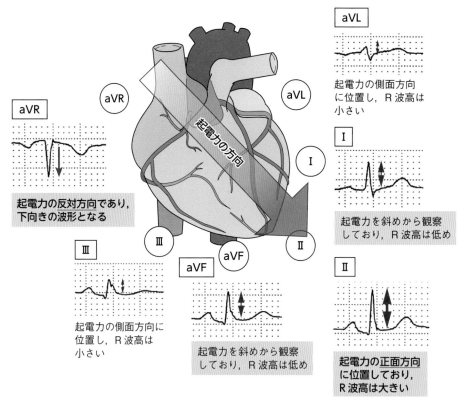

図4 ● 正常心電図：肢誘導の解剖学的位置関係とQRS波形の関係

　梗塞に陥った心筋では，対応する誘導（症例1ではV1〜V4）へ「向かってくる」エネルギーが生じえないため，R波は消失します．また，起電力は梗塞の部分を避けて「逃げる方向」に流れていくため，下向きの波形（＝異常Q波）となります（**図6**）．Q波・S波は同じ下向きの波形であり，融合して「QSパターン」と呼ばれます．

　ただし，12誘導心電図においては「後壁」に直接対応する誘導が存在せず，後壁の梗塞では異常Q波は出現しません〔参考：「前編」（2023年5月号）の症例4〕．

> **ポイント②**　経時的な心筋障害の進行に伴い，心電図所見が変化していく．

　心筋梗塞の発症により，〔超急性期のT波の増高/先鋭化（hyper acute T waves）に引き続いて〕ST上昇，R波減高→異常Q波出現，T波の陰転化など，経時的に変化していきます（**図7**）．
　通常は発症後数時間以内に異常Q波が出現しますが，その時間経過は症例により大幅な差異があるため，心電図所見のみから発症時期を推定するのは困難といえます．

> **ポイント③**　心筋梗塞の慢性期においても高度のST上昇が残存している場合，心室瘤を形成した可能性を考慮する．

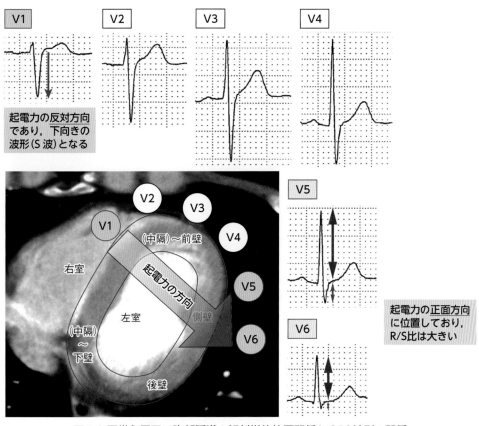

図5 ● 正常心電図：胸部誘導の解剖学的位置関係とQRS波形の関係

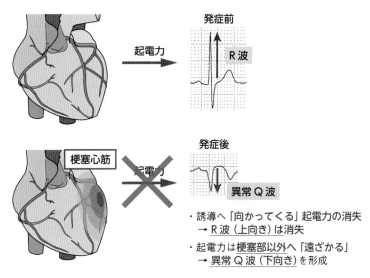

・誘導へ「向かってくる」起電力の消失
　→ R波（上向き）は消失
・起電力は梗塞部以外へ「遠ざかる」
　→ 異常Q波（下向き）を形成

図6 ● 梗塞に陥った心筋における異常Q波の形成

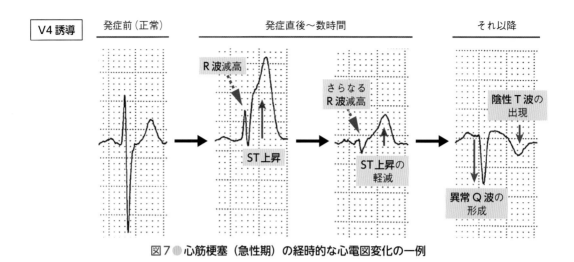

図7 ● 心筋梗塞（急性期）の経時的な心電図変化の一例

梗塞巣が大きく重度の壁運動異常が存在する場合は，発症から数週間以上経過した慢性期にもST上昇が持続します．一般的には「心室瘤」の所見とされることが多いですが，厳密には同義ではありません．

一見すると「発症から数時間以上程度経過した急性心筋梗塞」の所見と類似するため，診断には注意が必要です．

▶ 急性心筋梗塞の診断におけるピットフォール

急性心筋梗塞は救急現場においてメジャーな疾患であるものの，その診断には多くのピットフォールがあることが知られています．それは心電図・心エコー・採血データの解釈のみに留まらないことから注意が必要です．

症例2 60歳代男性.
【主訴】全身倦怠感.
【現病歴】全身倦怠感を主訴に救急受診され，急性心筋梗塞の疑いで緊急入院となった．来院時12誘導心電図（図8A）とCT所見（図8B）を示す.

診断 ▶ 急性大動脈解離（Stanford A）に伴う急性心筋梗塞（広範前壁）

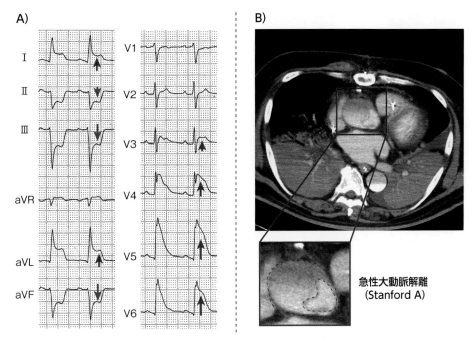

A)

B)

急性大動脈解離
(Stanford A)

図8 ● 症例2：来院時心電図・CT
A）心電図所見：V3〜V6，I，aVL誘導のST上昇（➡），およびII，III，aVF誘導でのST低下（➡）を認める.
B）大動脈造影CT：上行大動脈に解離を認める.

　冠動脈入口部まで解離が及んだことにより左冠動脈主幹部の血流不全をきたし，急性心筋梗塞を発症しました．Stanford A型大動脈解離の1〜2％程度に合併し，多くは右冠動脈を障害します（症例2は左冠動脈）．通常の急性心筋梗塞とは治療法が大きく異なることから，診断の遅れにより救命の可能性が著しく低下するため，急性心筋梗塞の原因疾患として常に意識しておく必要があります．

杉山洋樹
（Hiroki Sugiyama）
岡山済生会総合病院 内科
1999年鳥取大学卒業
2015年より現職

森田 宏
（Hiroshi Morita）
岡山大学学術研究院医歯薬学領域 先端循環器治療学
1992年岡山大学卒業，岡山大学病院，大阪市立総合医療センターで研修を行い，2004年から3年間，米国インディアナ大学クラナート心臓研究所に留学．2013年より現職．

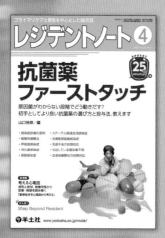
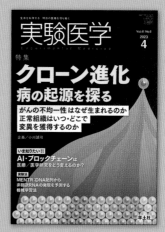

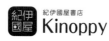

羊土社
YODOSHA

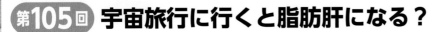

こんなにも面白い 医学の世界
からだのトリビア教えます

へぇ そうなんだー

中尾篤典
（岡山大学医学部 救命救急・災害医学）

第105回 宇宙旅行に行くと脂肪肝になる？

　先日，コロナ禍でなかなか行けなかった国際学会に参加し，その学会の合間にジョンソン宇宙センターに行ってきました．「第13回 宇宙飛行士が吸う空気」で少し触れましたが，私はかつてクリーブランドにあるNASAで少し研究をしたことがあります．ジョンソン宇宙センターでも宇宙に関する興味深い研究が活発に行われており，久しぶりに興奮してこの原稿を書きました．

　宇宙へ行くことで人体にはさまざまな影響が出るといわれています．その影響を調べるために2011年に打ち上げられたスペースシャトルの船内でマウスを13.5日飼育し，地球に戻った直後に臓器を調べる実験が行われました．その結果，肝臓の脂肪代謝に異常が生じて，いわゆる脂肪肝が誘導され，さらには細胞外マトリックスの産生が上昇していることがわかりました[1]．微小重力状態が原因なのか，あるいは宇宙空間での揺れや騒音，精神的苦痛が原因なのかはわかっていません．また肝臓での遺伝子発現を調べたところ，酸化ストレスや硫黄化合物代謝に関する遺伝子が多く発現していることが確認されています．これは，マウスが強い酸化ストレスを受け，それにより減少した硫黄化合物を補おうとしていると推測でき，例えば硫黄化合物の一種であるアリシンを含むニンニクやネギ，ニラなどを食べるとよいかもしれません．ただし，そのまま食べたら宇宙船の中の臭いが大変なことになってしまいます[2]．

　このように宇宙で健康に過ごすためには食事療法が必要になるのですが，宇宙船に持ち込める食事は当然制限がありますし，地上のように調理法を工夫することもできません．ヒューストンには，実際の宇宙船内の環境を忠実に再現した部屋があり，そこで16人の宇宙飛行士に4人ずつ45日間生活してもらい，果物，野菜，魚，フラボノイド，オメガ3脂肪酸をより多く含む新たに開発された宇宙食を支給し，唾液，尿，血液，便の検体を採取して調べたところ，コレステロールの低下，ストレスの軽減を意味するコルチゾールの低下が観察され，さらに認知機能の向上も認められたそうです[3]．地上で健康と思われる食事は宇宙でも健康になるというだけの話ですが，NASAではこのように安全性や栄養価に優れた宇宙食の開発にも大変な労力が使われています．ちなみにNASAに行くと宇宙食のデザートやアイスクリームを試食することができますよ．

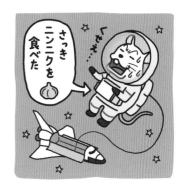

さっきニンニクを食べた

文 献

1) Jonscher KR, et al：Spaceflight Activates Lipotoxic Pathways in Mouse Liver. PLoS One, 11：e0152877, 2016（PMID：27097220）

2) Kurosawa R, et al：Impact of spaceflight and artificial gravity on sulfur metabolism in mouse liver: sulfur metabolomic and transcriptomic analysis. Sci Rep, 11：21786, 2021（PMID：34750416）

3) Douglas GL, et al：Impact of diet on human nutrition, immune response, gut microbiome, and cognition in an isolated and confined mission environment. Sci Rep, 12：20847, 2022（PMID：36522361）

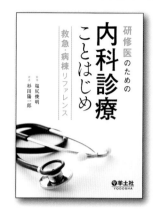
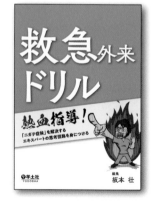

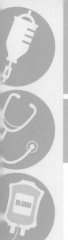

Step Beyond Resident

第233回

研修医は読まないで下さい!?

研修医はこの稿を読んではいけません.
ここは研修医を脱皮？した医師が, 研修医を指導するときの参考のために読むコーナーです. 研修医が読んじゃうと上級医が困るでしょ！

右下腹部痛の Myth Part4
～右下腹部痛は虫垂炎だけじゃない～

福井大学医学部附属病院総合診療部　林　寛之

案外知らない, ACNES, LACNES, POCNES…
病歴, 病歴, 病歴＆身体所見！

　結構コモンな疾患なのに,『謎の腹痛』とされている疾患, そう ACNES（anterior cutaneous nerve entrapment syndrome：前皮神経絞扼症候群）の存在は大きい.「虫垂炎疑い」として紹介されることがいかに多いことか…さらに亜急性～慢性化してしまうと, 血液検査や画像検査, 内視鏡検査を徹底的にした挙句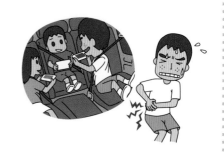
（医療費は爆上がり）, やれ気のせいだの, やれ心因性だの, やれ年のせいだの, やれ過敏性腸症候群だの, やれ MUD（medically unexplained disease）だのいい加減な診断をされていることが多く, 目も当てられない. 多くの医師は ACNES について大学で習っておらず, なかなか知名度が低いので始末が悪い. 消化器内科, 産婦人科, 整形外科, 脳神経内科, 心療内科など患者さんが渡り歩いて, ACNES の診断にたどり着くまで結構苦労しているのはとてもかわいそうだ.

　ポストレジデントは ACNES, LACNES, POCNES もさっと見抜いて, 無駄な検査で医療費を浪費することなく, スマートに診断・治療できるようになりたいねぇ. その肝は, ひとえに ACNES を疑っての病歴, 病歴, 病歴, そして身体所見にあるのだ. 実際めちゃくちゃコモンな疾患なんだよねぇ.

 患児D　12歳　男児　　　　　　　　　　　　　　虫垂炎疑い→ ACNES

　患児Dが突然発症の右下腹部痛を主訴に休日急患センターを受診した. 右下腹部の圧痛はあるものの, 腹膜刺激症状はない. どうしても虫垂炎が否定しきれないということで, 救急に紹介された. 研修医Kは診察し, McBurney 点にある程度の圧痛を認めたが, 反跳痛を含め腹膜刺激症状はなし. 血液検査, 超音波をしてもはっきりしないため, 腹部造影CTを撮影したが, 異常は指摘できなかった. 動くと痛いが, じっとしていても痛いという.

　研修医K「右下腹部痛で虫垂炎を疑うのですが, CTでも異常がなくて…紹介ですし, 結構痛がっているので, とりあえず入院ってことでいいですかね？」

コンサルトを受けた上級医Hが，患児Dの1日の行動，趣味，クラブ活動なども含め，再現フィルムをつくるように病歴を洗い直した．するとこんな病歴がとれた．

兄弟4人が車に乗り合わせ，中列に座る患児Dは体を右にねじって後部座席の兄弟とゲームをして遊んでいた．隣の中列に座る姉は体を左にねじっていた．この姿勢のまま約1時間遊びに夢中になっていた．その後車を降りたところ，数歩歩いたときに右下腹部の激痛（ピークになるまで数秒）が起こりその場にうずくまってしまったという（こんな虫垂炎はないよねぇ）．じっとしていても痛いと言うが，そこはすぐに信じない古狸のH先生．しつこく問いただすと，それは立位のときにじわーっと痛むのであって，臥位のときには随分痛みが軽減していた（本人も気がついていなかった）．Carnett徴候は陽性でACNES（右Th11）の診断となった．患児Dは野球部で右投げ右打ちのため体を左にねじるのは慣れていたが，右に長時間ねじるのははじめてだったという．隣の席にいた姉は新体操部で体をどちらにもよくねじることができたので発症しなかった．神経ブロックであっさり痛みがとれた．納得のいく病歴聴取に研修医Kは脱帽であった．

 ## 患者E　72歳　女性　　　　　　　　　　　心因性腹痛疑い→ACNES

患者Eが5日間続く右下腹部の激痛を訴えて救急を受診した．昨年も同じ時期に腹痛が出たという．昨年は激痛で，採血，造影CTも異常なく，後日下部消化管内視鏡検査も行ったが，異常は指摘できなかった．痛みは1カ月ほど続いてほどなく治っていたという．

研修医Kが診察したところ，右下腹部に軽度圧痛があるものの，反跳痛はなく，とりあえず行った血液検査，超音波検査でも異常を指摘できなかった．動いた拍子に激痛が走るということからACNESも考慮したが，研修医KがCarnett徴候を行ったところ（指の指腹で押していたため）陰性だった．

上級医Hにならって詳細な病歴を聞こうと頑張った研修医K．実は，患者は昨年車をバックさせた際に，偶然車の後方にいた高齢の母親を轢いてしまい事故死させてしまったという過去があった．「この腹痛はばちがあたったんだ」と患者Eは独りごちていた．

造影CTを撮ろうかどうか迷って上級医Hにコンサルトした．

研修医K「心因性の腹痛だと思うのですが，所見もあまりなくて，造影CTはどうしましょう？」

上級医Hは患者Eが野菜づくりの名人であること，昨年腹痛が出たのも春頃で苗の植えつけに忙しくしていた時期であったこと，寝たり起きたりした拍子に激痛が走ることよりACNESを考え，Carnett徴候を試したところ，ものの見事に激痛が誘発された．神経ブロックで嘘のように痛みがなくなった．上級医Hは，「お母さんはあなたに不幸になってほしいなんて思っていませんよ．この痛みは畑仕事に精を出して頑張った名誉の負傷です」と説明した．それを聞いた患者Eはさめざめと泣くのであった．

上級医Hは研修医Kに，「Carnett徴候を診るには，しっかり腹筋に力を入れてもらって，解剖を考えて適切な場所にピンポイントで，検者の指を鉤型にして指尖で押さないといけないよ」とアドバイスした．

患者F　65歳　男性　　　　　　　　MUD疑い→ACNES，LACNES

　患者Fが5年来の右側腹部から右下腹部の痛みを訴えて，総合診療外来を受診した．ここ数年間，大学病院をはじめいくつもの総合病院で消化器内科，循環器内科，内分泌膠原病内科，泌尿器科，脳神経内科，心療内科，精神神経科などを受診し（本人の言葉では『たらい回し』にされ），血液検査はもちろんのこと，上部下部内視鏡検査，造影CT，超音波検査，心臓カテーテル検査，頭部・体幹MRIなどありとあらゆる検査を受けて医療費に大枚をはたいてきたものの，一向に原因がわからず医療不信に陥っていた．消化薬やプロトンポンプ阻害薬，整腸薬，NSAIDsなど処方されたが，効果はなかった．研修医Kは「痛みとしては泌尿器の痛みの分布ですねぇ」としたり顔で言ったものの，原因はつきとめられなかった．うつ病のスクリーニングをしても診断基準は満たさなかった．仕事は今は事務職をしているということであった．腹痛はずっと痛く，痛みの程度は2～6/10（日によって異なる），動いたときに痛くなることがある，寝ていても痛いことがある，特に思い当たることは何もしておらず，食事も関係なく，便通も良好という．既往歴やアレルギー歴は特になし．

研修医K「長期にわたる慢性持続性の腹痛ですし，命にかかわる病態ではないと思います．気難しい顔をして，ちょっと怖い感じです．MUD（medically unexplained disease）として寄り添うのが大事と習いましたし，やはり心療内科的アプローチや漢方薬などどうでしょう？」

　上級医Hはまず，患者Fが5年も腹痛に悩まされ続けたことに対して，さぞご心配でつらかったでしょうと共感の言葉をかけ，医療者としてこれまで診断できなかったことにお詫びを伝えた．上級医Hは患者Fの家族関係や職歴，趣味など生活背景を詳細に聞き出し，ときに感嘆し，ときに賞賛した．患者Fは中学校の教頭先生を60歳まで続け，その後は公民館の館長をして，事務仕事のほか，公民館の周りの手入れも含めせっせと庭仕事もしていた．机の配置は窓際で見晴らしはいいものの，机の引き出しは右側にしかなく，ほかの職員も患者Fの右側にいて，常に体を右にねじっているということを聞き出した．ベッドも右側から体を起こして起き上がるという．夜中に寝転んでいると痛いことはなく，痛みで目が覚めることもあるが，その痛みは持続せず，多分寝がえりの際に痛みが出て目が覚めたのではないかと疑った．風呂に入ると幾分痛みが軽減することもつきとめた．上級医HがCarnett徴候を調べると，右Th10，11に最強点をもつACNESを見出し，さらに側臥位になって横エビぞりの体勢のまま圧痛点を調べると，LACNES（Th10）を見つけた．神経ブロックでものの見事に痛みがとれ，患者Fは5年越しの面倒な痛みからはじめて解放され，涙目に安堵のため息をついた．

　慢性化しているため，しばらくはくり返し神経ブロックを要すること，ストレッチやマッサージ，机，ベッドの配置換えなどを指示し，6カ月後には患者Fの痛みは完全に消失した．

研修医K
「3人ともACNESだなんて，わからないですよ！」

診断がつかない腹痛…忘れられたACNES

　案外よくある疾患なのに，どの診療科でも学生時代に
あまり教えられていない空白のインビジブルな疾患こそ，
ACNES（anterior cutaneous nerve syndrome：前皮神
経絞扼症候群）なのだ．ACNESなんていうと，ニキビ
のお友達のようにかわいい病気かと思われるが，全くの
別物．古狸先生なら，ACNESの後に「チャン」と言って
くるが，それは「アグネス」ですよ，と優しくツッコミ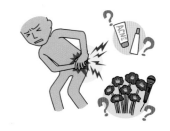
を入れてあげよう．おやじギャグでも『うけた』と喜んでくれるからネ（往年のアイドル，ア
グネス・チャンをもじったおやじギャグ）．高齢患者さんに気を遣っているのだから，上級医
にだって気を遣ってあげようではないか．救急外来を受診する腹痛患者の2％をACNESが占
めているが，**ACNESそのものの存在を知らない医者には診断できず，「謎の腹痛」となってし
まう．**

　ACNESという疾患を知らない医者が診て機能性腹痛と診断した患者で，慢性腹壁痛スコア
（CAWPスコア，後述）で10点超えの痛みを訴える患者18人をフォローしたところ，半数は
過敏性腸症候群で，半数は腹壁由来の腹痛であった．腹壁由来の腹痛のうち2/3（6人）は
ACNESだった．機能性腹痛で強い痛みを訴える患者のうち1/3はACNESというから驚きだ．

　ACNESはいまだに多くの医師がその存在を知らないんだよねぇ．Akhnikhらは『小児科の
世界ではふつう，知らないよ』と言っている．

 ## ACNESはなんで痛いの？
神経が筋肉を貫いて急に曲がったから〜（チコちゃん風に）

　脊髄神経（肋間神経）が脊髄から分枝し，後方に枝を出し（脊髄神経後枝→さらに内側枝と
外側枝に分枝），腹横筋の上を走行し，腹直筋に達したところで急激に角度を変えて腹直筋内
を上行（前皮神経）し，皮膚に分枝する．途中で外側皮神経として，これまた急に角度を変え
て皮膚に分枝を出している．急激に角度を変えるところで肋間神経は固定され，筋肉の中を貫
くため，ここが絞扼されやすく，筋肉が動くのも相まって痛みが出るというわけだ．神経が絞
扼される場所により，ACNES（anterior cutaneous nerve entrapment syndrome：前皮神経
絞扼症候群），LACNES（lateral cutaneous nerve entrapment syndrome：外側皮神経絞扼症
候群），POCNES（posterior cutaneous nerve entrapment syndrome：後皮神経絞扼症候群）
と分類される（図1）．神経走行は後ろ斜め上から前下方に進むので，神経走行を意識するとい
い．ACNESだけならまだわかりやすいが，人によっては，LACNESやさらにPOCNESを合
併することもあり，またこれらが単独で出現することだってある．

　**神経痛なので，動いた拍子（腹筋に力が入った瞬間）にビクンと灼熱感や刺すような激痛が
走り，長時間立っていると腹筋で締めつけられ続けてじわーッと痛みが持続する．**仰臥位に
なって圧迫がとれると，ほどなく痛みは和らいでくる．**痛みは結構強く，NRSで平均8（6〜
9）**というから驚きだよねぇ．医療者が急性腹症を考えてしまうのは無理もないんだ．患者さ
んは患者さんで高齢者なら『がんが心配』，女性は『婦人科疾患が心配』，男性は『虫垂炎が心

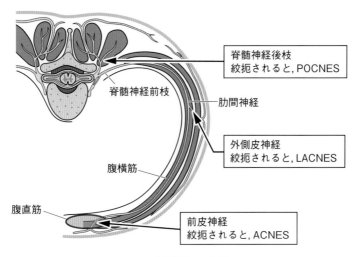

脊髄神経後枝
絞扼されると, POCNES

脊髄神経前枝

肋間神経

外側皮神経
絞扼されると, LACNES

腹横筋

腹直筋

前皮神経
絞扼されると, ACNES

図1　肋間神経の走行

配』などと言ってくるが，まさしく医療者もそんな疾患をゆめゆめ見逃してはならない．だって ACNES は死なないもの．でも ACNES の見逃しは，無駄な検査や医療費がかさみ，診断がつかないことで患者の QOL も悪くなってしまう．

🩹 ACNESは必ず慢性の腹痛なのか？ Not！ ERにもやってきている！

慢性腹壁痛として取り上げられやすい ACNES は慢性腹痛の 10 〜 30 ％を占めるというが，van Assen らによると救急外来を**腹痛で受診する患者の2％は ACNES** だという．アレ？ ACNES なんて診たことないという人…絶対見逃してるぞぉ〜．発症1週間以内の場合が 70 ％，1 週間〜 1 カ月が 16 ％，1 カ月〜 6 カ月が 11 ％，6 カ月以上経っているのが 2.3 ％であった．また Mol らによると，**ACNES でも突然発症が 53 ％，緩徐発症が 42 ％**というので，「どうせ腹壁由来の痛みなんて慢性だから救急には来ないだろう」なんて，なめたらいけないのだ．

🩹 どうしてACNESは虫垂炎と間違われるのか？

Mol らの報告をもとに，ACNES の発症頻度を表1に示す．**一番頻度が高いのは Th11 レベル（臍と鼠径部の間）で，右の方が多い**ということ．Th11 に次いで，Th10（臍の高さ）が多いのも興味深い．どちらもベルトで締めつけられる高さなんだよねぇ．van Assen らによると，なんと右下腹部痛が最も多く，59 ％を占める．これはもう**虫垂炎の鑑別に ACNES を入れるしかない**よねぇ．

右利きの人は投げる瞬間右手を前に出して体を左にひねることが多いから，全力で右に体をひねることに慣れていないため，そんな動作をすると右下腹部の ACNES が出やすいんじゃないかなぁと思う．左利きなら反対に左下腹部痛が出やすいんじゃないかしら？ 知らんけど，わからんけど．

Th7 や 8 が痛いと，心筋梗塞，胆石，胆嚢炎，胃十二指腸潰瘍，膵炎などどんどん鑑別が拡がってしまって，泥沼に陥っていくことがある．病歴を洗い直して，Carnett 徴候を確認すべし．

表1 ACNESの疼痛部位

Th7	2 %		右	55 %
Th8	9 %		左	30 %
Th9	13 %		両側	13 %
Th10	27 %			
Th11	34 %			
Th12	14 %			

Th10は臍の高さ.
文献7より引用.

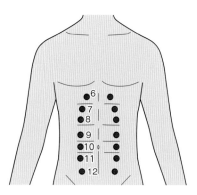

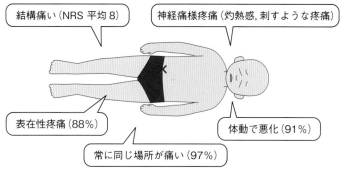

結構痛い（NRS 平均8）

神経痛様疼痛（灼熱感, 刺すような疼痛）

表在性疼痛（88%）

常に同じ場所が痛い（97%）

体動で悪化（91%）

図2 ACNESらしい病歴

案外救急に来ているACNES

● 救急外来を受診した腹痛患者の2%はACNES！

● 右下腹部痛の鑑別にACNESを想起しよう

● 病歴とCarnett徴候をマスターせよ

ACNES診断は病歴がキモ

1) ACNESの神経痛らしい病歴を聞き出せ

　動いたときに激痛が走ったと言ってくれれば，ACNESを疑うのは難しくない．しかし，じっと立っているだけでも，腹筋は神経を締めつけ，じわーっと痛くなるため，患者もどのタイミングで痛いかよくわかっていないことが多い.

　まずは神経痛らしい痛み方をチェックする（図2）．寝起きや動作時の激痛（NRSで平均8点），焼けるような痛みや刺すような痛みなど．本人が表在性の痛みとわかってくれている場合はありがたい．大抵いつも同じ場所が痛くなる．痛みは移動しない．腹直筋中央から少し外側に圧痛点があることが多い.

　また，神経痛らしくない病態がないことを確認する．食欲や便通は良好であることや，食事による影響がないことを確認する．ただしどうにもいやらしいのは，なかには内臓の障害を疑

わせるようなことを訴える患者もいるということだ．Molらによると**ACNES患者の47％は腹部膨満や嘔気などを訴える**という．そう来たか…勘弁してほしい．慢性腹壁痛でさまざまな検査をくり返すと，それはそれで精神的負担も多く，そんな症状が出てもおかしくないし，高齢者であれば，さまざまな薬も飲んでおり，内臓機能も落ちて，腹部膨満くらい合併していてもおかしくない．腹部膨満や嘔気があるからといって安易にACNESを除外してはいけないんだ．

2）ACNES病歴聴取の妙：患者の言葉を安易に信じてはいけない

病歴・病歴・病歴！ACNESの診断は納得いく病歴をいかに患者さんから引き出すかにかかっている．患者さんの「青年の主張」はいくら聞いても，診断にはつながらない．MUDなんて勝手にレッテルを貼って寄り添っているつもりで満足しているのは医者だけで，患者は治らない，診断されない腹痛で困っているんだから．

患者の「いつも」「全部」「ずっと」「突然」など曖昧な表現はすべて疑ってかかるべし！（表2）これは患者さんが医者を騙そうとしているわけではなく，病態がわからないからこそ適当にしか答えられないということだ．そこを紐解けば，真実はいつもひとつ！娘が「みんなスマホ持ってるもん」と言っても，よく聞けば持っているのはクラスの7人くらい…みたいなものなんだ．

3）ACNES病歴聴取の妙：患者の生活背景を予想しながら聞き出せ

ACNESは患者さんの生活背景〔仕事内容，クラブ，趣味，人間関係（夫婦，親子，職場），日常動作，得意技〕をさかのぼって聞き出すことが最も大事だ．あたかも再現フィルムをつくるように，色鮮やかに聴いてほしい．ドクターGで出てくるような映像を忠実に再現するように聞く（表3）．

若者は春や夏に活動的になり，新しいスポーツなどに挑戦し，腹筋を酷使してACNESになりやすい．あまりの激痛ですぐに救急に来るため夜間に受診してくる．ひと晩寝ると，腹筋も

表2　ACNESの病歴聴取：こんな表現で騙される

いつも痛い	→ 夜，仰臥位になって寝ているときは痛くない！
寝ていても痛い	→ 寝返りを打った拍子に痛みが出ただけ．寝転んでリラックスしているときは痛くない．
動いてもじっとしていても痛い	→ 動いた拍子に痛みがある．じっとしていると言っても実は長時間立位でいると腹筋は常に緊張している．仰臥位になっているときは，ホラ痛みが引いてきた．じっとしているときの体勢を細かく区別して聴取すべし．
全部痛い	→ ピンポイントで数カ所圧痛がある場合，「全部」と言うことがある．
ずっと痛い	→ 立ったまま作業しはじめたら徐々に痛みが出て悪化していく．仰臥位になると痛みがよくなる．
突然痛い	→ 痛みが出てからピークまでの時間を聞くべし．神経痛は本当に短時間（秒）でピークになる．
何もしてない	→ 絶対何かしている！！痛みが出る前日の行動を振り返ってしっかり聞くべし．
ベルトは緩めです	→ 立っていてちょうどいいベルトは，座るとお腹に食い込むのだ．しゃがんだ状態で長時間作業をすると，ACNESになりやすい．

緩み痛みが引くが，仕事や学校に行っているとまた痛みが出てくるため，不安になってやっぱり夜間救急外来を受診してくる．

　一方，高齢者は慢性の腹壁痛になっており，日中の外来を受診してくることも多い．多疾患併存もあり，さまざまな検査が施行され，正確な病歴聴取と身体所見がとられないと，無駄に医療費がかさみ，高齢者の不安はどんどん膨らむばかりで，うつ傾向が出てきてしまう．最後には「気のせい」「年のせい」「心因性」なんてレッテルを貼られたらたまったもんじゃない．

　病歴はただ聞くのでは能がない．患者さんが自発的に話をしたくなる必殺技，**Dr.林の3K法**を試してほしい（表4）．患者さんの人生に興味をもたずしてACNESの診断は成り立たないと言ったのは，かの有名なヒポクラテスでもなく，ウィリアム・オスラーでもなく，あ，私だ…（阿呆）．絶対にどこかで腹筋を使うか，腹筋を締めつけることをしているはずだと思って，病歴に食いついて話を引き出すんだ．**生活背景（夫婦関係，親子関係，職場の関係，仕事や趣味の内容，1日の過ごし方）などをさも楽しそうに聴くことが大事**であり，無機質な表情で，コンピュータの画面ばかり見て，詰問調で聞くのでは患者さんもげんなりなんだ．

表3　ACNES診断のヒント：答えは病歴・日常生活にあり

・新入生，新学期．新しいクラブ活動
・畑仕事シーズンのはじまりは立ったりしゃがんだりすることが多い．しゃがんだ姿勢が多くなった
・雪が降って，久々のよい天気になったので，雪かきを頑張った
・息子が腹筋マシーンを買ったのに使わないから，健康のために腹筋マシーンをはじめたお母さん
・普段運動をしない人が，お通夜の手伝いをして，お寺で立ったり畳に座ったりをくり返した
・現場監督で1日中立ち仕事
・忙しいラーメン店で働き，水洗いした重い食器の籠を右から左へ何度も体をひねって移した
・体にいいこと，ダイエットをしようと，プランクをはじめた
・体型を隠そうと，きつめのズボンをはいている．太ったのでベルトがきつくなった．柔道部で帯を強く締めている．
・変な体勢で一晩中ゲーム画面やスマホを見ていた
・普通にタイヤ交換しただけ…いやいや年を考えてください．重いタイヤを4本も抱えて持ち上げたら腹筋崩壊してもおかしくない

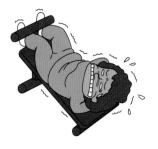

表4　患者をその気にさせる「Dr.林の3K法」

K	興味をもつ	身を乗り出して，話を聞き，話を掘り下げる．感動を伝える．褒める
K	肯定する	医学的に間違っていても正さない．そのまま受け入れる（真偽は話半分にしておくこと）
K	共感する	患者の気持ちに寄り添う．ただし診断するのはこちらの仕事なので，寄り添ってばかりで解決しないのはダメ

CAWP（chronic abdominal wall pain）スコアとは

　　慢性腹痛はとかく過敏性腸症候群と診断されてしまうことが多い．腹壁由来なのか，内臓由来なのか（主に過敏性腸症候群）を鑑別するスコア（CAWPスコア：慢性腹壁痛スコア）がvan Assenらによって考案された（表5）．18項目中①〜⑪はACNES寄りの質問で，⑫〜⑱は過敏性腸症候群寄りの質問となっている．合計18点だが，10点以上でACNESとしての感度は85〜94％，特異度は92％であった．ACNESでは，CAWPスコアは平均14点とのこと．正直，一般の患者さんに⑤の一番痛いところを示させるというのは，なかなか厳しい．素人なのに，指先で押さえて痛みを誘発できるなんてチコちゃん並みに優秀に違いない！

　　基本的にこのCAWPスコアを覚える必要はないが，ACNESを疑う際にはこのような病歴をとればいいということだね．ところで災害救急をやっていると，CAWPがどうしても災害弱者のCWAP（child, women, aged, patients/poor）に見えてきてしまうのは…職業病かしら？あ，またタイプミスしてしまった，くそう！

 研修医K
「ところでACNESの身体所見や治療はどうするんですか？」

　　それは次号のお楽しみ♥

表5　CAWPスコア：慢性腹壁痛スコア

ACNES寄り：①〜⑪はYesで1点	過敏性腸症候群寄り：⑫〜⑱はNoで1点
① 鋭い痛み（切るような痛み）	⑫ 痛みは胃腸から来ていると思う
② 不快さより痛みが強い	⑬ 痛みはお腹全体，異なる場所から来ている
③ 腹痛はいつも同じ場所	⑭ 症状は便通異常（下痢や便秘）を伴う
④ 腹痛部位は正中よりやや外側	⑮ ストレスで腹痛が悪化する
⑤ 一番痛いところを指で示せる	⑯ お腹が張ってガスがたまった感じになる
⑥ 痛みは皮膚のすぐ下から来ていると思う	⑰ 便の形状がおかしい（硬便，兎糞状，鉛筆のように細い，緩い，水様）
⑦ 日常生活動作で痛みが誘発される（歩行，座る動作，サイクリング，前屈）	⑱ 排便がないのに，便意を催すことがある（しぶり腹）
⑧ 痛い方を下にして寝ると痛みが強くなる	合計18点 10点以上でACNES（感度85〜94％，特異度92％）
⑨ 痛い場所を押さえると痛みが強くなる	
⑩ 咳やくしゃみで痛みが強くなる	
⑪ 痛い場所の感覚が鈍くなっている	

文献10より作成.

Check！ 文献

1) Akhnikh S, et al：Anterior cutaneous nerve entrapment syndrome（ACNES）: the forgotten diagnosis. Eur J Pediatr, 173：445-449, 2014（PMID：24197667）

　↑「忘れられた診断」としてACNESを紹介している，なかなか興味深いタイトルの論文．小児科医はACNESを知らないのは普通と言及している．3例の症例報告を提示し，正確に診断することが，患者の苦痛緩和や医療経済にいかに重要かを解説．

2) Scheltinga MR & Roumen RM：Anterior cutaneous nerve entrapment syndrome（ACNES）. Hernia, 22：507-516, 2018（PMID：29270882）

　↑ACNESのreview．ACNESは重要な疾患なのに，教科書（外科，内科，消化器，神経科，婦人科）に書いていないため認知度が低い．ACNESは血液検査でも画像でもつかまらないため，昔ながらの臨床診断が肝となる．診断のつかない腹痛の約30％を腹壁痛が占める．

3) Applegate WV：Abdominal Cutaneous Nerve Entrapment Syndrome（ACNES）: A Commonly Overlooked Cause of Abdominal Pain. Perm J, 6：20-27, 2002

　↑見逃されやすい疾患としてのACNESのreview．急性のACNESはより活動性が高まる春や夏の夜に受診することが多く，慢性のACNESは日中受診してくる傾向にある．

4) Srinivasan R & Greenbaum DS：Chronic abdominal wall pain: a frequently overlooked problem. Practical approach to diagnosis and management. Am J Gastroenterol, 97：824-830, 2002（PMID：12003414）

　↑消化器科でみられる慢性腹痛の10％を慢性腹壁痛が占め，ACNESが最も多い．局所麻酔やステロイドの局注で75％は痛みが消失し，診断に寄与する．

5) Lindsetmo RO & Stulberg J：Chronic abdominal wall pain--a diagnostic challenge for the surgeon. Am J Surg, 198：129-134, 2009（PMID：19555786）

　↑慢性腹壁痛のreview．慢性腹痛の30％を腹壁痛が占める．Carnett徴候で90％以上が正しく診断できるから，しっかり診察すべし．

6) van Assen T, et al：Incidence of abdominal pain due to the anterior cutaneous nerve entrapment syndrome in an emergency department. Scand J Trauma Resusc Emerg Med, 23：19, 2015（PMID：25887961）

　↑Carnett徴候で指先程度の狭い範囲（＜2 cm²）に最大圧痛を認め，皮膚の知覚異常所見（ピンチサイン，感覚鈍麻）があればACNESと診断できる．オランダの病院で救急に来院する腹痛のうち約2％がACNESであった．興味深いのはACNES患者の59％（52人）が右下腹部痛を訴えていること．救急だったら，常に虫垂炎を疑うから，誤診しちゃうのかねぇ．このオランダの病院はACNES診療に慣れているけど，そうでない施設は『ACNESなんて稀だよ』と言いかねないのが怖いところ．右下腹部痛を訴える場合が59％と最も多いので，虫垂炎と誤解されやすいんだ．このほか，左下腹部痛（19％），右上腹部痛（15％），左上腹部痛（5.7％），両側下腹部痛（1％）がみられた．88例全例でトリガーポイントを認め，Carnett徴候陽性（93％），感覚障害（87％），ピンチサイン（88％）がみられた．

7) Mol FMU, et al：Characteristics of 1116 Consecutive Patients Diagnosed With Anterior Cutaneous Nerve Entrapment Syndrome（ACNES）. Ann Surg, 273：373-378, 2021（PMID：30817351）

　↑必読文献．ACNES疑い患者1,116人の観察研究．ACNESは突然発症（53％）または緩徐発症（42％）の腹痛を主訴に来院し，重度の慢性腹痛（NRS 6〜8）を呈する．ACNESの診断に至るまで平均18カ月と，医師の診断が大幅に遅れた後にはじめて診断されることも多い．NRSでは最大8/10，普通にしていても6/10くらいの痛みだという．感覚障害（78％），ピンチサイン陽性（78％），Carnett徴候陽性（87％），腹直筋鞘内ブロックに対する陽性反応（50％以上の疼痛軽減：81％）の4つの症状を認めた．若年〜中年の女性に多く，BMIは正常が多かった．

8) Siawash M, et al：Diagnostic characteristics of anterior cutaneous nerve entrapment syndrome in childhood. Eur J Pediatr, 177：835-839, 2018（PMID：29516161）

　↑71例の小児ACNES（平均15歳）の検討．腹痛は結構強く訴えることが多く〔NRSで平均8（6〜9）〕，刺すような焼けるような疼痛（84％），表在性疼痛（88％），動くと悪化（91％），常に腹部の一定の場所が痛む（97％）などがみられた．狭い範囲の疼痛部位の皮膚において，感覚鈍麻・低下（87％），ピンチサイン（89％）などがみられた．このほか，Carnett徴候陽性（97％），腹直筋鞘内神経ブロック有効（97％）という．

9) van Assen T, et al：Chronic abdominal wall pain misdiagnosed as functional abdominal pain. J Am Board Fam Med, 26：738-744, 2013（PMID：24204070）

　↑ACNESという疾患を知らない医者が診て機能性腹痛と診断した患者で，痛みがCAWPスコア（慢性腹壁痛スコア，最大18点）で10点超えを訴える患者18人をフォローしたところ，半数は過敏性腸症候群で，半数は腹壁由来の腹痛であった．腹壁由来の腹痛のうち2/3（6人）はACNESだった．機能性腹痛で強く痛みを訴える患者のうち1/3はACNESというから驚きだ．

10) van Assen T, et al：Construction and validation of a questionnaire distinguishing a chronic abdominal wall pain syndrome from irritable bowel syndrome. Frontline Gastroenterol, 3：288-294, 2012（PMID：23914291）

　↑CAWPスコアの考案と検証の研究．18項目の質問（18点）を抽出し腹壁痛か否かを鑑別．10点をカットオフとするとACNESの感度94％，特異度92％であった．前向きに検証したところ，感度85％，特異度92％であった．

No way！ アソー！ モジモジ君の言い訳

〜そんな言い訳聞き苦しいよ！
No more excuse！ No way！ アソー（Ass hole）！

×「動くと痛いとも言ってるんですが，じっとしていても痛いって言ってるので，わけがわかりません」

→患者さんの言うことは肯定しつつも，話半分．診断に寄与する納得いく筋道かを確認しつつ，しっかり病歴を取り直そう．

×「男児が突然右下腹部の激痛って言ってますけど，造影CTではなーんもないんですよ」

→CTで解決しないのは当たり前．ACNESの可能性があるので，しっかり病歴と身体所見をとるべし．もちろん，精巣捻転も除外しようね〔連載第230回（2023年5月号）も参照〕．

×「特別なことはしてないって言ってますけど」

→近所でお通夜があってお手伝いをしたことが判明．普段運動しない人なら，立ったり，畳に座ったりをくり返しただけでACNESになるのは必至．

×「Dr.林の3Kって，キツイ，汚い，危険でしたっけ？」

→違うよ！ 興味，肯定，共感だよ．私の職場はいたってホワイトだよ…ネ，そうだよね？みんな？

× 「仕事場の机の位置やベッドの寝方まで聞きとるなんて,先生なかなかやりますね」
→上から目線のコメントをありがとう.そんなことより,君に病歴聴取できるようになって
　ほしいんだけどね,シクシク.

林　寛之（Hiroyuki Hayashi）：福井大学医学部附属病院救急科・総合診療部

満を持して4年ぶりにERアップデートin沖縄が再開されます.沖縄の海ではじけちゃおう！超豪華
講師陣に集結してもらいました.ため口利いても腹を立てるような古狸先生は独りもいないから,気
軽に日頃の疑問や進路相談もOKだよ.ビーチを望んで勉強なんて,気もそぞろかと思いきや,勉強が
楽しくて海に行けなくなってしまうかも…あ,そりゃないか…（笑）.研修病院自慢で発表すればもち
ろん出張扱い♪ぜひ自分の病院を全国の仲間たちに自慢・宣伝しに行こう！快く送り出してくれる研
修病院は教育熱心な一流病院.みんな,待ってるよ～.
https://www.erupdate.jp から申し込んでね.今年は早く埋まってしまう予感♪早い者勝ちだよ～.

1986　自治医科大学卒業	日本救急医学会専門医・指導医
1991　トロント総合病院救急部臨床研修	日本プライマリ・ケア連合学会認定指導医
1993　福井県医務薬務課所属　僻地医療	日本外傷学会専門医
1997　福井県立病院ER	Licentiate of Medical Council of Canada
2011　現職	

★後期研修医大募集中！気軽に見学にどうぞ！Facebook⇒福井大学救急部・総合診療部

対岸の火事
研修医が知って得する日常診療のツボ
他山の石
中島 伸

他人の失敗を「対岸の火事」と笑い飛ばすもよし，「他山の石」と教訓にするのもよし．研修医時代は言うに及ばず，現在も臨床現場で悪戦苦闘している筆者が，自らの経験に基づいた日常診療のツボを語ります．

その261
ChatGPTを使ってみた

最近話題になっているAI（人工知能），ChatGPTを私も使ってみました．

ChatGPTとは

知らない人のためにChatGPTを簡単に説明しておきましょう．これはOpenAIという会社が開発した対話型のAIです．PCでChatGPTのサイトを立ち上げ，質問を打ち込むと回答を返してくれます．

実際に使ってみた

例えば，「太陽系で最も大きな惑星は何ですか？」と尋ねると即座に答えが返ってきます．ときに考え込むこともありますが，それでも10秒以内です．今回の答えは以下のとおりでした．

太陽系で最も大きな惑星は木星です．木星は直径が約14.5万キロメートルで，太陽系の全惑星のなかで最も大きく，質量も最大です．木星は，水素やヘリウムなどの軽い気体で構成される巨大なガス惑星で，太陽系内での重要な役割を果たしています．

ここで「重要な役割」とは何なのか，それが気になるので「木星の役割はどのようなものがありますか？」と質問を重ねてみました．すると以下の答えが返ってきました．

木星は，太陽系内で非常に重要な役割を果たしています．以下に，その主な役割をいくつかあげてみます．
1. 太陽系の「おおうちわけ」の役割
   木星は，太陽系の内側にある地球型惑星の軌道を保護し，太陽からの彗星や小惑星の攻撃を減少させることで，地球やほかの惑星を守る「おおうちわけ」の役割を果たしています．

以下，本文が長くなったので，見出しだけ紹介しましょう．

2. 巨大な磁場をもち，放出する高エネルギー粒子を調べるための研究対象
3. 木星の衛星は氷の表面や地下海洋など，興味深い科学的情報を提供する可能性
4. 大気の研究対象として

確かに，これらも重要な役割といえるかもしれません．ただ，ちょっとずれている気がしなくもないです．さらに「おおうちわけ」という言葉を私ははじめて見たので，それを尋ねてみると次の答えが返ってきました．

「おおうちわけ」という言葉は，地球を含む太陽系の惑星が，彗星や小惑星の衝突から守られる役割をもっていることを表す日本語の言葉です．英語での表現は"Jupiter as a giant shield"となります．この言葉は，木星が太陽系内で最も大きな惑星であることから，木星の重力が彗星や小惑星の軌道を変え，地球に衝突する可能性を減少させる効果があることを表しています．つまり，木星は地球やほかの惑星を守る「おおうちわけ」としての役割を果たしているという意味です．

試しにGoogleで「おおうちわけ」という言葉を調べてみましたが，「"おおうちわけ"との一致はありません」となっており，そもそもそんな日本語は存在していないようです．また，ChatGPTの回答は一見もっともらしくみえますが，最後の1文は最初の1文の言い換えにすぎず，もっとコンパクトに答えることができたはずだと思われました．

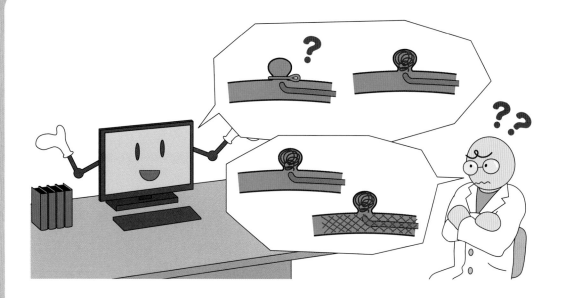

レポート作成も楽々！ となるのか？

　このChatGPTは2022年末のリリース以来，世界中の学生が自らのレポート作成に悪用しているのだそうです．皆さんも初期研修のなかで「経験すべき29症候」とか「経験すべき26疾病・病態」の考察部分に使ってやろう，と思うかもしれません．そのことの是非は別として，果たして使いものになるのか？ 代表的な脳血管障害であるくも膜下出血について尋ねてみました．

　「くも膜下出血という疾患について教えてください」に対しては，それらしい回答が返ってきました．次に深堀りして「脳動脈瘤破裂によるくも膜下出血について教えてください」と尋ねると，まあまあの回答ですが，ちょっとおかしな部分がみられます．

　治療は，手術によって動脈瘤を切除することが一般的です．手術方法には，開頭手術や内視鏡手術などがあります．

　実際には切除ではなくクリップ，内視鏡ではなく血管内治療が正しいはずです．そこを指摘しました．するとこんな回答が返ってきました．

　ご指摘いただきありがとうございます．確かに，手術によって動脈瘤を切除する」という表現は不正確であり，「手術によって動脈瘤をクリップす

る」という表現が正しいです……再度，正確な情報提供のため，ご指摘いただきありがとうございました．

　即座に謝罪・訂正するところは素直です．さらに，「内視鏡ではなく血管内治療だ」と指摘しました．

　ご指摘いただきありがとうございます．確かに，「内視鏡手術」という表現は不適切であり，「血管内治療」という表現が正しいです．血管内治療は，カテーテルを通じて脳内にアプローチし，クリップやコイルなどの手法で動脈瘤を治療する方法であり，開頭手術と並んで一般的な治療法の1つです．

　こんな回答が返ってきたのですが，血管内治療でクリップを使うことはないので，「クリップやコイルなどの手法で」のところは「ステントやコイルなどの手法で」の方が適正かと思われます．ただ，細かいところを何度も指摘するのが疲れるのも事実．そこで，「同じような質問がほかのユーザーからされることもあるかと思います．今回の私の指摘がほかのユーザーからの質問に対する回答に生かされるのでしょうか？」と尋ねてみました．するとこんな答えが返ってきました．

はい，そのような指摘や質問は，ほかのユーザーからの質問に対する回答にも生かされます．当AIは，膨大な量の情報をもとに学習しているため，同じトピックに関する質問には同じような回答をすることがあります．しかし，正確性や適切性に関しては常に改善をめざしており，ユーザーからの指摘やフィードバックは大変有用であり，より正確な回答を提供するために役立ちます．したがって，ご質問やご指摘は，当AIの回答の質を高めるために非常に貴重です．

ほんまかいな？ 私が使ってみたところでは，仮に初期研修医がこのChatGPTの回答を丸写しにしてレポートの考察にした場合，ギリギリ不合格かな，と思います．微妙な違和感や平気で間違ったことを言っている感が拭えません．なので，皆さんは使わない方が無難かと思います．指導医ならもつはずの違和感に研修医は気づかず，修正が追いつかないと思うからです．

AIにだって得意不得意

それはそれとして，大変よくできたAIには違いありません．特に優れた点を3つあげるなら，まずは，ユーザーインターフェイスのよさです．誰でもすぐに使え，しかも日本語にも対応可能です．次に，即座に回答がくることです．多くは質問を入力した直後に回答が返ってきますが，長くてもせいぜい10秒以内です．そして最後に，回答の日本語の自然さは特筆すべきものです．

おそらくChatGPTにも得意不得意があるのだと思います．レポート作成はイマイチでしたが，次回は得意な部分，ChatGPTをこう活用したらいいんじゃないか，という提案をしてみたいと思います．

最後に1句

> ついに来た　誰でも使える　AIが
> 　　　苦手もあるが　得意もあるぞ

中島　伸
（国立病院機構大阪医療センター脳神経外科・総合診療科）
著者自己紹介：1984年大阪大学卒業．脳神経外科・総合診療科のほかに麻酔科，放射線科，救急などを経験しました．

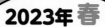

2023年 春
研修医にオススメの
新刊・好評書

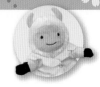

先輩たちも愛用の 必携書

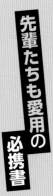

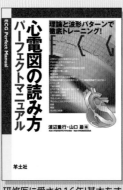

研修医に愛され16年!基本をすべて
網羅した大定番書
■ 定価 6,380円(本体 5,800円+税10%)
■ ISBN 978-4-7581-0609-2

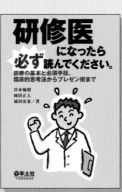

研修医に絶対必要な重要事項を
説明しています!
■ 定価 3,300円(本体 3,000円+税10%)
■ ISBN 978-4-7581-1748-7

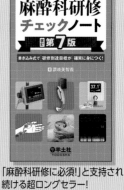

「麻酔科研修に必須!」と支持され
続ける超ロングセラー!
■ 定価 3,960円(本体 3,600円+税10%)
■ ISBN 978-4-7581-0576-7

日常診療に困ったときは

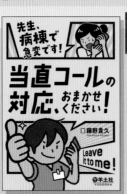

新刊

病棟当直の対応が身につく!
レジデントノート好評連載を書籍化
■ 定価 3,960円(本体 3,600円+税10%)
■ ISBN 978-4-7581-2398-3

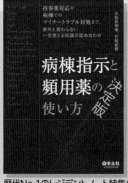

新刊

歴代No.1のレジデントノート特集が
超パワーアップ!
■ 定価 4,950円(本体 4,500円+税10%)
■ ISBN 978-4-7581-2397-6

自信をもって栄養剤・輸液処方が
出せるようになる1冊!
■ 定価 3,960円(本体 3,600円+税10%)
■ ISBN 978-4-7581-0913-0

救急・ICUで困らないために

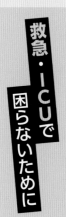

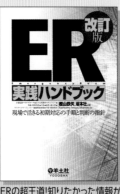

ERの超王道!知りたかった情報が
この1冊ですべてわかる!
■ 定価 6,820円(本体 6,200円+税10%)
■ ISBN 978-4-7581-2384-6

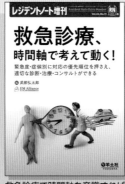

救急診療で時間軸を意識すれば,
動き方も変わる!
■ 定価 5,170円(本体 4,700円+税10%)
■ ISBN 978-4-7581-1687-9

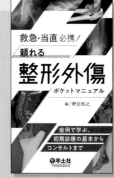

救急外来や当直で出会う整形外科系
外傷の対応に自信がもてる!
■ 定価 4,400円(本体 4,000円+税10%)
■ ISBN 978-4-7581-2390-7

先輩たちも使ってきた<u>必携の定番書</u>から<u>新刊</u>まで,
2023年<u>イチオシの書籍</u>をpick upしてご紹介いたします.
ぜひ, <u>臨床研修のお供さがし</u>にお役立てください!

羊土社HPでは各書籍の詳しい情報を掲載しております. 下記URLまたは二次元コードよりご覧ください
https://www.yodosha.co.jp/rnote/for_new_residents/book.html

▶ ▶ ▶ ▶

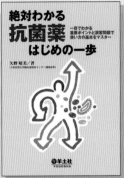

初学者の基礎固めに最適!
演習問題で応用力も鍛えられる
■ 定価 3,630円(本体 3,300円+税10%)
■ ISBN 978-4-7581-0686-3

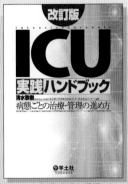

ICUの大定番!実践を重視した
現場で頼れるロングセラー!
■ 定価 7,260円(本体 6,600円+税10%)
■ ISBN 978-4-7581-1845-3

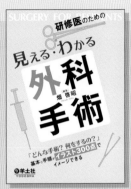

初期研修医向けに外科手術の
キホンと手順を噛みくだいて解説!
■ 定価 4,620円(本体 4,200円+税10%)
■ ISBN 978-4-7581-1780-7

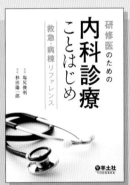

研修医に役立つ184項目! 内科
診療の重要テーマをわかりやすく
■ 定価 7,920円(本体 7,200円+税10%)
■ ISBN 978-4-7581-2385-3

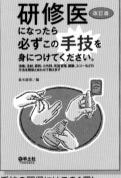

手技の習得にはこの1冊!
初期研修の予習・復習用にも最適!
■ 定価 4,180円(本体 3,800円+税10%)
■ ISBN 978-4-7581-2389-1

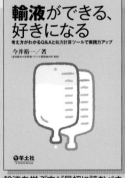

輸液を学ぶ方が最初に読むべき
1冊.自動計算ソフト付き!
■ 定価 3,520円(本体 3,200円+税10%)
■ ISBN 978-4-7581-0691-7

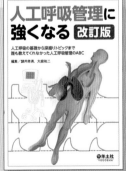

人工呼吸ビギナーにもマニアにも
面白く役立つマニュアル
■ 定価 5,720円(本体 5,200円+税10%)
■ ISBN 978-4-7581-1891-0

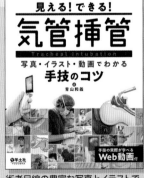

術者目線の豊富な写真とイラストで,
手技のポイントがよくわかる
■ 定価 4,950円(本体 4,500円+税10%)
■ ISBN 978-4-7581-1120-1

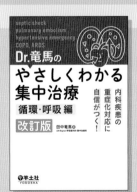

田中竜馬先生の大好評書!
集中治療の基本がよくわかる1冊
■ 定価 4,400円(本体 4,000円+税10%)
■ ISBN 978-4-7581-1883-5

新生活のスタートに！
レジデントノート＆研修医 フェア
開催書店のお知らせ

ただいま，全国書店では春の研修医シーズンに合わせ"研修医フェア"を開催しております．
フェア期間中は羊土社書籍をはじめ研修医のみなさまの力になる書籍が勢ぞろいいたします．ぜひ一度足をお運びください！

北海道・東北

北海道	紀伊國屋書店 札幌本店	5/31頃まで
北海道	ジュンク堂書店 旭川店	5/31頃まで
北海道	北海道大学生協 書籍部北部店	5/15頃まで
北海道	MARUZEN＆ジュンク堂書店 札幌店	5/31頃まで
青森	弘前大学生協 医学部店	5/15頃まで
宮城	東北大学生協 星陵購買書籍店	5/31頃まで
宮城	丸善 仙台アエル店	6/20頃まで
秋田	西村書店 秋田支店	5/31頃まで
山形	山形大学生協 医学部購買書籍店	6/23頃まで
福島	ジュンク堂書店 郡山店	5/31頃まで

関東

群馬	紀伊國屋書店 前橋店	5/31頃まで
群馬	群馬大学生協 昭和購買書籍店	5/15頃まで
千葉	志学書店	5/31頃まで
千葉	丸善 津田沼店	5/31頃まで
神奈川	紀伊國屋書店 横浜店	5/15頃まで
神奈川	ジュンク堂書店 藤沢店	5/31頃まで
神奈川	有隣堂 伊勢佐木町本店医学書センター	5/25頃まで
神奈川	有隣堂 医学書センター北里大学病院店	6/30頃まで
神奈川	有隣堂 横浜駅西口店医学書センター	5/15頃まで
神奈川	横浜市立大学生協 福浦購買書籍部	5/31頃まで

東京

東京	稲垣書店	6/30頃まで
東京	紀伊國屋書店 新宿本店	5/31頃まで
東京	ジュンク堂書店 池袋本店	5/20頃まで
東京	ジュンク堂書店 吉祥寺店	5/31頃まで
東京	ジュンク堂書店 立川高島屋店	5/31頃まで
東京	丸善 丸の内本店	5/31頃まで
東京	丸善 お茶の水店	6/30頃まで
東京	丸善 日本橋店	5/30頃まで

甲信越・北陸

新潟	ジュンク堂書店 新潟店	5/31頃まで
新潟	新潟大学生協 池原店	5/15頃まで
新潟	西村書店	5/31頃まで
富山	BOOKSなかだ掛尾本店	5/28頃まで

東海

岐阜	岐阜大学生協 医学部店	5/15頃まで
静岡	谷島屋 浜松本店	5/10頃まで
静岡	谷島屋 浜松医科大学売店	5/31頃まで
愛知	精文館書店	5/31頃まで
愛知	丸善 名古屋本店	6/30頃まで

関西

滋賀	喜久屋書店 草津店	5/10頃まで
京都	大垣書店 イオンモールKYOTO店	6/15頃まで
京都	神陵文庫 京都営業所	6/30頃まで
京都	丸善 京都本店	5/31頃まで
大阪	紀伊國屋書店 梅田本店	5/20頃まで
大阪	紀伊國屋書店 近畿大学医学部ブックセンター	7/31頃まで
大阪	紀伊國屋書店 グランフロント大阪店	5/31頃まで
大阪	ジュンク堂書店 大阪本店	5/31頃まで
大阪	ジュンク堂書店 近鉄あべのハルカス店	5/15頃まで
大阪	神陵文庫 大阪支店	5/31頃まで
大阪	神陵文庫 大阪医科薬科大学店	5/31頃まで
大阪	神陵文庫 大阪大学医学部病院店	5/31頃まで
大阪	MARUZEN＆ジュンク堂書店 梅田店	5/31頃まで
兵庫	神戸大学生協 医学部店	5/15頃まで
兵庫	ジュンク堂書店 三宮店	5/31頃まで
兵庫	神陵文庫 本社	6/30頃まで

四国

徳島	紀伊國屋書店 徳島店	5/31頃まで
徳島	久米書店	5/31頃まで
徳島	徳島大学生協 蔵本店	5/31頃まで
香川	宮脇書店 香川大学医学部店	6/30頃まで
愛媛	新丸三書店 本店	5/31頃まで
高知	金高堂 本店	5/31頃まで
高知	金高堂 高知大学医学部店	5/20頃まで

中国

鳥取	鳥取大学生協 医学部ショップ	5/15頃まで
島根	島根井上書店	5/31頃まで
島根	島根大学生協 医学部店	5/15頃まで
岡山	喜久屋書店 倉敷店	6/25頃まで
岡山	神陵文庫 岡山営業所	5/31頃まで
岡山	丸善 岡山シンフォニービル店	6/30頃まで
広島	ジュンク堂書店 広島駅前店	5/31頃まで
広島	広島大学生協 ヴィオラショップ	5/31頃まで
広島	フタバ図書TERA広島府中店	5/10頃まで
山口	井上書店	5/31頃まで
山口	山口大学生協 医心館ショップ	5/15頃まで

九州・沖縄

福岡	喜久屋書店 小倉店	5/31頃まで
福岡	紀伊國屋書店 久留米店	5/20頃まで
福岡	紀伊國屋書店 ゆめタウン博多店	5/30頃まで
福岡	九州神陵文庫	5/20頃まで
福岡	ジュンク堂書店 福岡店	5/31頃まで
福岡	丸善 博多店	5/15頃まで
佐賀	紀伊國屋書店 佐賀大学医学部ブックセンター	6/30頃まで
長崎	紀伊國屋書店 長崎店	5/31頃まで
熊本	金龍堂 まるぶん店	5/31頃まで
大分	紀伊國屋書店 アミュプラザおおいた店	5/31頃まで
大分	九州神陵文庫 大分営業所	5/10頃まで
宮崎	メディカル田中	6/30頃まで
鹿児島	紀伊國屋書店 鹿児島店	5/31頃まで
鹿児島	ジュンク堂書店 鹿児島店	5/10頃まで
鹿児島	ブックスミスミ オプシア	5/31頃まで

※お問い合わせは各書店までお願い申し上げます．
※書店名は地域・五十音順で表示しております．

羊土社ホームページでは，研修医フェア開催書店の情報を
随時更新しております．最新情報はこちらをご覧ください！
https://www.yodosha.co.jp/
bookstore_fair/resident.html

(2023年4月10日現在)

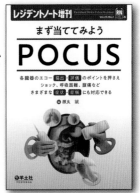
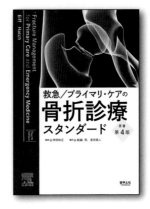
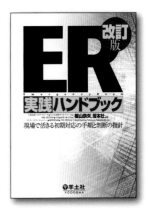

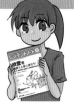

プライマリケアと救急を中心とした総合誌

レジデントノート

定価 2,530円（本体 2,300円＋税10％）
❖ 2022年12月号までの価格は定価 2,200円（本体 2,000円＋税10％）

Back Number

お買い忘れの号はありませんか？

すべての号がお役に立ちます！

2023年5月号（Vol.25 No.3）

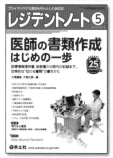

医師の書類作成
はじめの一歩

診療情報提供書、診断書から
院内の記録まで、
効率的な "伝わる書類" の書きかた

編集／大塚勇輝，大塚文男

2023年4月号（Vol.25 No.1）

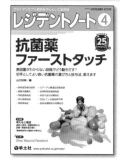

抗菌薬
ファーストタッチ

原因菌がわからない段階で
どう動きだす？
初手としてより良い抗菌薬の
選び方と投与法、教えます

編集／山口裕崇

2023年3月号（Vol.24 No.18）

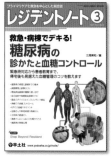

救急・病棟で
デキる！
糖尿病の診かたと
血糖コントロール

緊急時対応から患者教育まで、
帰宅後も見据えた
血糖管理のコツを教えます

編集／三澤美和

2023年2月号（Vol.24 No.16）

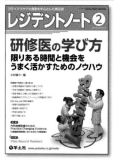

研修医の学び方
限りある時間と
機会をうまく活かす
ためのノウハウ

編集／小杉俊介

2023年1月号（Vol.24 No.15）

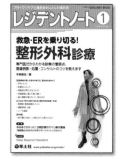

救急・ERを
乗り切る！
整形外科診療

専門医だからわかる診察の着眼点、
画像読影・処置・コンサルトの
コツを教えます

編集／手島隆志

2022年12月号（Vol.24 No.13）

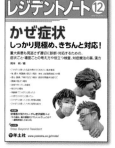

かぜ症状
しっかり見極め、
きちんと対応！

重大疾患も見逃さず適切に
診断・対処するための、
症状ごと・場面ごとの考え方や
役立つ検査、対症療法の薬、漢方

編集／岡本　耕

2022年11月号 (Vol.24 No.12)

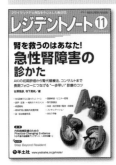

腎を救うのはあなた！
急性腎障害の診かた

AKIの初期評価から腎代替療法、
コンサルトまで
長期フォローにつなげる
"一歩早い"診療のコツ

編集／谷澤雅彦，寺下真帆

2022年10月号 (Vol.24 No.10)

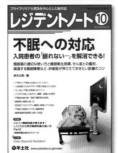

不眠への対応
入院患者の
「眠れない…」を
解消できる！

睡眠薬の適切な使い方と
睡眠衛生指導、せん妄との鑑別、
関連する睡眠障害など、
研修医が押さえておきたい診療のコツ

編集／鈴木正泰

2022年9月号 (Vol.24 No.9)

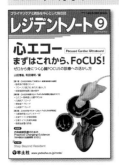

心エコー
まずはこれから、
FoCUS！

ゼロから身につく心臓POCUSの
診療への活かし方

編集／山田博胤，和田靖明

2022年8月号 (Vol.24 No.7)

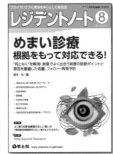

めまい診療
根拠をもって
対応できる！

"何となく"を解消！ 救急でよく出合う
疾患の診断ポイントと原因を
意識した処置、フォロー・再発予防

編集／坂本 壮

2022年7月号 (Vol.24 No.6)

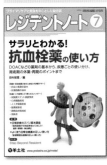

サラリとわかる！
抗血栓薬の使い方

DOACなどの薬剤の基本から、
疾患ごとの使い分け、
周術期の休薬・再開のポイントまで

編集／田村俊寛

2022年6月号 (Vol.24 No.4)

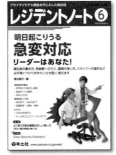

明日起こりうる
急変対応
リーダーはあなた！

蘇生時の動き方、各病態への介入、
薬剤の使い方、スタッフへの指示など
必ず身につけておきたい立ち回り、
教えます

編集／溝辺倫子

以前の号はレジデントノートHPにてご覧ください ▶ www.yodosha.co.jp/rnote/

バックナンバーのご購入は，今すぐ！

● お近くの書店で：レジデントノート取扱書店
（小社ホームページをご覧ください）

● ホームページから
www.yodosha.co.jp/

● 小社へ直接お申し込み
TEL　03-5282-1211（営業）
FAX　03-5282-1212

※ 年間定期購読もおすすめです！

レジデントノート 電子版 バックナンバー

現在市販されていない号を含む、
レジデントノート月刊 既刊誌の
創刊号〜2019年度発行号までを、
電子版（PDF）にて取り揃えております。

・購入後すぐに閲覧可能　・Windows/Macintosh/iOS/Android 対応

詳細はレジデントノートHPにてご覧ください

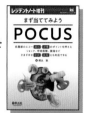
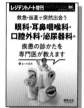
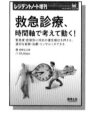
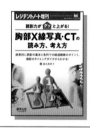
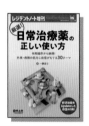
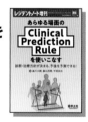
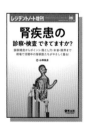
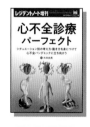

レジデントノート

次号 7 月号 予告

（Vol.25 No.6）2023 年 7 月 1 日発行

特 集

危険なサインを見落とさない！
腹部CT画像が読める、わかる（仮題）

編集／金井信恭（東京北医療センター 救急科）

腹部CTは診断に欠かせないツールの1つですが，基本的な読影方法や手順がわからず，苦手意識をもつ研修医の方も多いのではないでしょうか．7月号では，救急外来に場面を限定し，緊急性や重症度の高い疾患の「腹部CT読影の基本」をご解説いただきます．「主訴」「撮影条件」「画像読影」などを中心に，診断のポイントから異常所見があると判断したあとの対応まで，たくさんの画像とともに学べる実践的な特集です．

連 載

特別掲載 若手医師の進路選択～基本19領域の専攻医からのメッセージ：後編
… 編集／大塚勇輝（岡山大学病院 総合内科・総合診療科），山本晴香（高槻赤十字病院 呼吸器内科）

● **考える心電図～波形と症状，検査所見から診断・病態を読み解く**
「動悸症状を心電図から考える ②」… 森田 宏（岡山大学学術研究院医歯薬学領域 先端循環器治療学），
杉山洋樹（岡山済生会総合病院 内科）

その他

※タイトルはすべて仮題です．内容，執筆者は変更になることがございます．

レジデントノート

Vol. 25 No. 4 2023〔通巻350号〕
2023年6月1日発行　第25巻　第4号
ISBN978-4-7581-1698-5

定価2,530円 (本体2,300円+税10%) [送料実費別途]

年間購読料
定価30,360円 (本体27,600円+税10%)
[通常号12冊, 送料弊社負担]
定価61,380円 (本体55,800円+税10%)
[通常号12冊, 増刊6冊, 送料弊社負担]
※海外からのご購読は送料実費となります
※価格は改定される場合があります

© YODOSHA CO., LTD. 2023
Printed in Japan

発行人	一戸裕子
編集人	久本容子
副編集人	遠藤圭介
編集スタッフ	田中桃子, 清水智子, 伊藤 駿, 溝井レナ
広告営業・販売	松本崇敬, 中村恭平, 加藤 愛
発行所	株式会社 羊 土 社 〒101-0052　東京都千代田区神田小川町2-5-1 TEL 03(5282)1211／FAX 03(5282)1212 E-mail eigyo@yodosha.co.jp URL www.yodosha.co.jp/
印刷所	三報社印刷株式会社
広告申込	羊土社営業部までお問い合わせ下さい.

小児集中治療ポケットブック

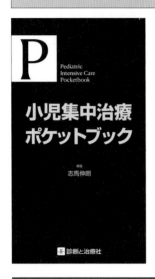

待望の小児集中治療ポケットブックがついに刊行！　心肺蘇生から重症患者の管理まで，小児集中治療の現場で役立つ診断・治療・管理のエッセンスをまとめた1冊．薬の用法・用量，デバイスのサイズ選択，機器の設定など，すぐに確認したいことがここに凝縮．小児集中治療にかかわるすべての医療従事者のポケットに！

志馬 伸朗　編著

■B6変判　312頁　定価4,950円（本体4,500円＋税）
ISBN978-4-7878-2552-0

目　次

 診断と治療社

〒100-0014　東京都千代田区永田町2-14-2山王グランドビル4F
電話　03（3580）2770　FAX 03（3580）2776
http://www.shindan.co.jp/
E-mail:eigyobu@shindan.co.jp

（22.11）

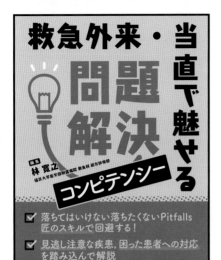

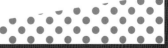

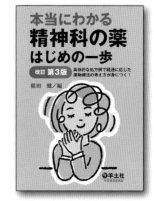
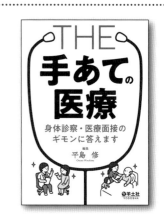
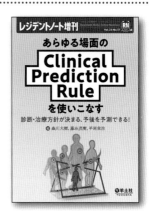

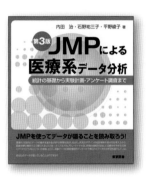
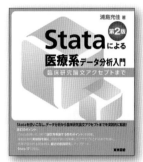
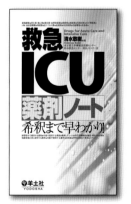

各研究分野を完全網羅した最新レビュー集

実験医学増刊号

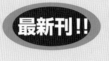

Vol.41 No.7（2023年4月発行）

ポストGWAS時代の
遺伝統計学
オミクス解析と機械学習でヒト疾患を俯瞰する

編集／岡田随象

最新刊!!

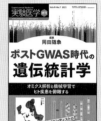

- 定価 6,160円（本体 5,600円＋税10%） ■ B5判 ■ 232頁 ■ ISBN 978-4-7581-0410-4

発行　羊土社　YODOSHA
〒101-0052　東京都千代田区神田小川町2-5-1　TEL 03(5282)1211　FAX 03(5282)1212
E-mail : eigyo@yodosha.co.jp
URL : www.yodosha.co.jp/

ご注文は最寄りの書店、または小社営業部まで

浜松医科大学医学部附属病院 総合診療専門研修プログラム
(静岡家庭医養成プログラム)

米国クリニック式のプリセプター室を完備！
手厚い指導体制で若手医師の育成を行っています！

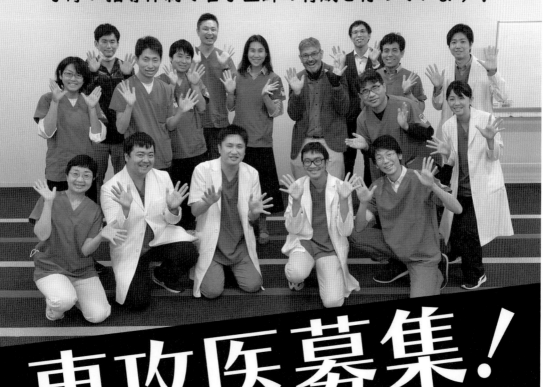

専攻医募集！

プログラムの詳細は
ホームページでcheck！

【募集要項】
◆定員：8名
◆選考方法：書類選考・面接
※他科経験者、女性医師活躍中！
アットホームな環境です。是非、見学にお越しください♪

《問合せ》静岡家庭医養成プログラム事務局(fammed-program@hama-med.ac.jp)

レジデントノート　6月号
掲載広告　INDEX